L'ADMIRABLE
MÈRE DES VERTUS.

A LYON, DE L'IMPRIMERIE DE PERISSE FILS.

L'ADMIRABLE
MÈRE DES VERTUS,

ET

LA PARFAITE SANTÉ

DE L'AME ET DU CORPS.

A L'USAGE ET A L'UTILITÉ DE TOUS LES HOMMES,

ET PARTICULIÈREMENT

DES RELIGIEUX ET DES GENS DE LETTRES.

TRADUCTION nouvelle des Traités de LESSIUS et de CORNARO, sur la vie sobre et sur les moyens de vivre jusqu'à cent ans, pour vivre ensuite d'une vie immortelle dans le séjour de l'éternité bienheureuse : Ouvrage revu avec soin et considérablement augmenté.

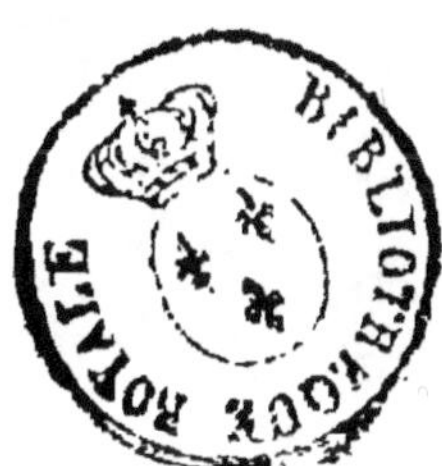

Inutilement s'efforce d'acquérir les autres vertus, celui qui premièrement n'acquiert pas la sobriété.

CASSIEN ET L. DE GRENADE.

A LYON,

CHEZ PERISSE FRÈRES, LIBRAIRES,

rue Mercière, n° 33.

A PARIS,

AU DÉPOT DE LIBRAIRIE DE PERISSE FRÈRES,

place St-André-des-Arts, n° 11.

1831.

PRÉFACE.

L'INTITULÉ de ce Livre étoit autrefois trompeur ; car il annonçoit l'art de jouir d'une parfaite santé, tandis que dans le fond il auroit dû annoncer un livre de pure piété et de vraie religion. Ce mot *santé* ne s'entend ordinairement que du corps, et il n'y a que les mystiques qui sachent par dévotion le rapporter à l'ame.

Comme les auteurs de ces Traités parlent à tous les hommes sans exception, il ne faut pas être étonné qu'ils n'aient pas cherché à plaire par la beauté du style et par des phrases pompeuses : ils ont voulu se faire entendre à tout le monde, sachant bien que plus on est savant, plus on est obscur, à moins que l'on ne sache s'abaisser jusqu'à la portée des auditeurs à force de simplicité.

Si les goûts dépendent de la disposition des esprits, et si les esprits ne sont pas moins différens les uns des autres que les visages, il n'est donc pas surprenant qu'il se trouve parmi les hommes une si grande diversité de sentimens, et qu'une partie du monde condamne ce que l'autre approuve. Mais ce qu'il n'est pas si aisé de comprendre, c'est que les hommes s'accordent tous si peu sur ce qui regarde leurs plus véritables intérêts.

Il est constant qu'après le salut,

áuquel rien de ce qui se passe n'est comparable , l'un des plus grands biens de cette vie, c'est la santé, si on la rapporte à la fin à laquelle tout doit être rapporté. Nous sommes tous créés pour Dieu : il doit être le centre où se terminent toutes nos pensées , tous nos désirs , toutes nos actions ; et ces actions supposent la vie. Mais si cette vie elle-même n'est que languissante, toutes nos actions qui en dépendent , ne seront que langueur , et nous ne pourrons servir Dieu que d'une manière bien imparfaite ; sans compter que c'est toujours un assez grand mal de ne pas ménager la santé , qui , nonobstant le mauvais usage que l'on en peut faire , ne laisse pas d'être un bien en elle-même. Dût-on cependant l'avoir perdue, et même par sa propre faute, le mal n'est pas irréparable. La vie sobre est sans doute la plus sûre voie pour la réparer. Il ne s'agit plus que de faire voir en quoi précisément elle consiste.

On ne peut disconvenir que ce ne soit principalement dans l'usage modéré d'une nourriture convenable, et prise dans les temps qui conviennent.

On n'entreprendra point dans cette Préface de traiter cette matière d'avance ; on pourra s'en instruire plus à fond par la lecture de l'Ouvrage de Lessius et de celui de Cornaro, dont voici l'origine.

Cornaro étoit issu d'une des premières maisons de Venise. Dès l'âge de trente-cinq ans il fut condamné des médecins sur son mauvais tem-

pérament et sur tout ce qu'une vie des
plus intempérantes avoit pu y ajouter. Le parti qu'il crut devoir suivre
alors, fut précisément le contraire
de celui qu'il avoit suivi jusque là ;
et il ne fut pas long-temps à s'apercevoir, par sa propre expérience,
que c'étoit le meilleur. Aussi le sui-
vit-il depuis ce moment-là jusqu'à
la fin de sa vie, et il vécut plus de
cent ans.

Il crut même que ce seroit rendre au public un service essentiel,
que de décrire son régime de vie et
les avantages qu'il y avoit trouvés :
et il l'écrivit en italien, qui étoit sa
langue naturelle. Ce n'est pas qu'il
ait prétendu faire de ce régime particulier une règle générale, comme
il le dit lui-même ; mais il ne laisse
pas d'être propre à tout le monde,

si non selon la lettre, du moins selon l'esprit, qui consiste, comme on
l'a déjà dit, à ne prendre de nourriture que ce qui convient, et dans
les temps convenables.

Cet écrit tomba quelque temps
après entre les mains de Lessius,
dont le nom est connu de tout le
monde ; et comme il se trouvoit à
peu près dans la même disposition
que Cornaro, il voulut essayer le
même régime. Il s'en trouva si
bien, qu'il le continua le reste de ses
jours ; et il les prolongea même par
ce moyen jusqu'à l'âge le plus avancé. Il traduisit cet écrit en latin,
pour le rendre intelligible dans toutes sortes de pays. Il fit même un
autre traité sur le même sujet, comme pour servir de préface à celui de
Cornaro.

Il est bon de prévenir ceux qui prendront la peine de lire ces Traités, sur ce que les principes n'en sont pas conformes à d'autres que l'on ne peut nommer nouveaux, que parce qu'ils sont nouvellement découverts. On a tâché de remédier par quelques notes à cet inconvénient, qui n'empêche pas que d'ailleurs on ne puisse regarder cet Ouvrage comme un des plus utiles à l'humanité.

Il ne s'agit plus que de prévenir une objection en un sens très-bien fondée. C'est que, tout considéré, une des fins principales de ces Traités est de vivre long-temps, aussi-bien que sainement. Et comme la perfection du chrétien est de gémir incessamment de la longueur de son exil, et de soupirer sans cesse après un plus heureux séjour, le désir d'une longue vie ne paroît guère s'accorder avec une disposition si pure et si parfaite. Il faut convenir, en effet, qu'il seroit bien indigne d'un véritable chrétien de ne vivre sobrement que pour vivre long-temps. Si la longue vie est une suite presque nécessaire de la sobriété, la vie sobre doit avoir une fin plus digne d'elle. On doit vivre sobrement, non pour ne vivre que long-temps, mais pour vivre à jamais, et d'une vie égale à celle de Dieu même.

Huit chapitres ont été ajoutés au Traité de Lessius, pour dire encore, touchant la sobriété, des vérités utiles et frappantes.

LA PARFAITE SANTÉ

DE L'AME ET DU CORPS,

SELON LESSIUS.

CHAPITRE PREMIER.

Ce qui a donné lieu à cet ouvrage, et quel en est le motif.

On a fait jusqu'ici de savans et d'amples écrits sur les moyens de se conserver dans une santé parfaite ; mais ils sont remplis de tant d'ordonnances ; ils exigent tant de précautions sur le boire et sur le manger, sur l'air, le sommeil, les exercices, les saisons ; ils prescrivent tant de sortes de remèdes, que pour observer toutes ces choses, il ne faut pas moins que des soins continuels. Une telle sujétion est sans doute un véritable esclavage ; d'ailleurs on ne va presque jamais à la cause primitive des maux. Comment ces remèdes pourroient-ils avoir quelque effet? les hommes veulent manger à leur fantaisie de tout ce qui est le plus de leur goût, sans nul autre guide que leur appétit, sans nulle autre règle que leur sensualité ; et dussent-ils suivre les ordonnances et les précautions prescrites, elles ne leur seroient d'aucun usage. La plupart des hommes abandonnent tout, et même leur santé, à ce qu'ils nomment le hasard (1). Ils se fondent sur ce proverbe trivial : *Qui vit médicinalement, vit misérablement.* Ils regardent comme une misère de ne pouvoir manger avec excès de tout ce que les autres mangent, de n'oser jamais suivre entièrement leur sensualité. Ils mangent donc deux et trois fois le jour de toute sorte de choses, et souvent même au delà de leur appétit. Après de tels repas ils s'appliquent quelques heures à des occupations, où l'esprit a plus de part que le corps (2) ;

(1) Ce prétendu hasard n'est qu'une disposition d'événemens réglés de toute éternité par la Providence, et qui n'arrivent que dans les temps marqués.

(2) Rien n'est plus capable d'empêcher la digestion des alimens, que le travail de l'esprit.

et ils ne s'avisent jamais de se purger en
de certains temps, à moins que quelque
incommodité pressante ne les y oblige. Ils
se croient dans la meilleure disposition du
monde, tant qu'ils ne sentent aucun mal;
mais ils ne laissent pas de se remplir peu
à peu d'humeurs et de crudités dangereuses qui s'accroissent avec le temps, se corrompent et deviennent plus malignes. A la
plus légère impression que leur fait la chaleur, ou le froid, ou le vent, ou la prome-
nade, ou quelque autre exercice, ou quelque sorte d'excès, ou d'incommodités que
se puisse être, ces crudités et ces humeurs
s'enflamment et causent des maladies mortelles.

J'ai vu mourir ainsi à la fleur de leur
âge plusieurs hommes célèbres, et qui auroient pu vivre long-temps, très-utiles au
public par leur érudition, ou par des actions aussi glorieuses pour eux-mêmes qu'a-
vantageuses pour les autres, et mériter
pour le Ciel une bien plus glorieuse couronne, s'ils eussent eu plus de soin de ménager leur santé. Combien y en a-t-il, et
dans le cloître et dans le monde, qui sou-

vent, faute de savoir l'utilité d'un bon régime, ne sont pas capables, par leur mauvaise santé, de s'appliquer à l'étude et aux autres fonctions de l'esprit, comme ils le souhaiteroient eux-mêmes, et comme le demanderoit l'état où ils sont appelés !

C'est ce que j'ai remarqué depuis plusieurs années en divers lieux ; ce qui m'a fait penser que ce seroit rendre au public un service important que de proposer aux hommes le moyen de se conserver toujours dans une parfaite santé : j'en ai fait l'expérience moi-même. De savans médecins ne jugeoient pas que je pusse encore vivre plus de deux ans. Je me prescrivis un régime qui me guérit de plusieurs maux, et qui me rendit la santé. Je me suis encore rendu par ce moyen capable de choses qui n'ont pas de rapport aux sens. Plusieurs personnes à qui je communiquai mes principes et qui les ont suivis, se sont conservées très-long-temps par le même régime dans une entière vigueur d'esprit et de corps. On en a vu beaucoup d'exemples dans des saints et des philosophes des siècles passés. Ce régime de vie consiste principalement dans une certaine mesure de boire et de manger, qui, loin de surcharger, d'affoiblir et d'altérer notre tempérament, lui soit si propre et si proportionnée, qu'elle ne fasse au contraire qu'en réparer les forces et les augmenter.

Dans le temps que je pensois à faire ce Traité, il me tomba entre les mains un écrit sur la *vie sobre*, composé en italien par un homme de qualité de Venise, nommé *Louis Cornaro*. C'étoit un homme d'une grande réputation, qui avoit beaucoup de biens, et encore plus d'esprit, et qui étoit marié. Il rapporte avec tout l'agrément possible le régime qu'il s'étoit prescrit : il en fait voir les avantages, et les prouve très-clairement par une longue expérience. Cet écrit me fit tant de plaisir, que je le traduisis en latin pour le rendre intelligible dans toute sorte de pays ; et pour lui donner une préface, je crus devoir mettre ce petit Traité à la tête de ma traduction.

Quoique je fasse profession de théologie et non de médecine, ce Traité ne doit point paroître étranger à mon ministère ; d'ailleurs

j'avois autrefois quelque teinture de la théo-
rie de la médecine, et cet art n'est point éloigné de l'emploi d'un théologien. Il ne s'agit
ici de rien moins que de la tempérance,
cette vertu si belle; que de faire voir en quoi
elle consiste, quel en est le juste milieu,
quelle est la mesure précise de son objet,
comment on peut la trouver, quels sont
enfin les avantages de cette vertu. Toutes
ces vues ne sont donc point tellement du
ressort de la médecine, qu'elles n'appar-
tiennent encore en quelque manière à la
théologie et à la philosophie morale. La
fin que j'y ai principalement en vue, est
très-digne d'un théologien. C'est de donner lieu à quantité de personnes de piété,
soit dans le cloître, soit dans le monde,
de servir long-temps le Seigneur avec plus
de facilité, de joie, de ferveur, et même
de plaisir, mais d'un genre tout spirituel,
et de mériter par là pour toute l'éternité
une bien plus grande gloire. Il est incroyable avec combien de liberté et de consolation intérieure ceux qui mènent une vie
sobre sont appliqués à la prière, à la cé-
lébration du saint sacrifice de nos autels,

à la lecture et à la méditation de l'Ecriture-Sainte, quelque peu éclairés qu'ils puissent être sur ces sortes de choses. Tel est mon principal motif dans ce Traité, et ce que j'y recherche le plus. De quelle conséquence encore ne peut-il point être à d'autres pour le progrès de leurs études et pour le succès de leurs autres affaires, où l'esprit et le génie ont le plus de part! Nous essayerons dans la suite de cet écrit, de mettre en un plus grand jour toutes ces choses et leurs avantages. De quelque manière donc que l'on considère ce Traité, on n'y trouvera rien qui ne s'accorde avec l'emploi d'un théologien. Telles sont encore une fois les vues que je me suis proposées dans ce petit ouvrage.

CHAPITRE II.

De la vie sobre, et de la mesure convenable du boire et du manger.

POUR entrer en matière, nous dirons ce que l'on entend ici par *vie sobre*; comment on peut déterminer la juste mesure de son objet ; quels sont les fruits qu'on peut en recueillir.

Nous entendons ici par *vie sobre*, un usage modéré du boire et du manger, selon le tempérament du corps et sa disposition actuelle par rapport même aux fonctions de l'esprit. Nous nommons encore *vie sobre, une vie d'ordre, de règle et de tempérance;* et nous ne prétendons, par ces différens termes, faire entendre qu'une même chose.

Mais, outre les excès de la table, il ne faut pas laisser d'éviter avec soin tous ceux d'un autre genre, comme de la chaleur, du froid, du travail, etc., qui altèrent la santé, et qui sont un obstacle aux fonctions spirituelles.

Cette mesure doit être différente selon la différence de l'âge, de la complexion, de l'humeur qui domine, et selon qu'on se trouve d'une bonne ou d'une mauvaise santé. Comme les estomacs n'ont pas tous la même capacité, on doit y proportionner les alimens. Cette proportion consiste dans une telle mesure, qu'elle suffise pour nourrir le corps, et que la digestion se fasse aussi parfaitement parmi les occupations du corps cu de l'esprit auxquelles chacun peut être destiné.

Je dis parmi les occupations de l'esprit et du corps ; car les unes demandent bien moins de nourriture que les autres. Les premières sont un obstacle à la prompte digestion ; dans le temps qu'elles détournent les puissances de l'ame, elles suspendent en quelque manière les puissances inférieures. Nous l'éprouvons toutes les fois qu'une forte attention à l'étude ou à la prière nous empêche d'entendre l'horloge, ou de voir ce qui est devant nos yeux. Souvent donc il faut la moitié moins de nourriture dans les exercices de l'esprit que dans ceux du corps, de quelque âge et de quelque tempérament que l'on puisse être..... Toute la difficulté consiste à trouver cette mesure précise. C'est aussi ce que marque saint Augustin dans son livre contre Julien, chapitre 4. « Quand, » dit-il, nous venons à goûter cette es- » pèce de plaisir, nécessairement attaché à » l'usage des viandes qui servent à réparer

» les forces de notre corps et à le nourrir,
» qui pourroit exprimer comment ce plai-
» sir que nous y trouvons, principalement
» lorsqu'on nous sert des mets capables de
» l'exciter, ne nous permet pas de sentir
» jusqu'où va le simple besoin, et nous
» en cache tellement les salutaires bor-
» nes, qu'il ne manque presque jamais de
» nous les faire passer. Quoique la nature
» ait alors ce qui lui suffit, nous nous
» imaginons que ce qu'elle a ne lui suffit
» pas; et nous croyons faire pour la santé
» ce que la sensualité seule nous con-
» seille. Le plaisir que nous goûtons né-
» cessairement, nous fait ignorer où finit
» le simple nécessaire. » Nous parlerons
donc dans la suite et de cette mesure et
des moyens de la trouver.

Mais au moins, diront quelques-uns,
il n'est pas besoin que ceux qui sont dans
des monastères prennent soin de se pres-
crire là-dessus aucune mesure; leurs supérieurs l'ont fait avec prudence et avec
discrétion; ils ont déterminé, selon la différence des temps, une certaine quantité
de viande, d'œufs, de poisson, de légumes,

de riz, de beurre, de fromage, de fruits, de
bière, de cidre, ou de vin. Nous pouvons
donc, diront-ils, prendre de toutes ces
choses en assurance, et sans craindre d'y
passer les bornes d'une juste mesure. Ces
sortes de personnes ne croient pas que les
catarrhes, les rhumes, les maux de tête et
d'estomac, les fièvres et les autres maladies dont ils sont souvent tourmentés,
viennent d'excès dans le boire et le manger : ils les attribuent aux vents, à la malignité de l'air, à des veilles, à des excès
de travail, ou à de semblables causes
étrangères. Il est évident qu'ils se trompent : la même quantité de nourriture ne
sauroit être également proportionnée à
tant de tempéramens différens ; ce qui
peut n'être précisément que ce qu'il faut
à telle personne jeune et robuste, peut
être deux ou trois fois plus qu'il ne faudroit
à telle autre qui a plus d'âge et moins de
force. C'est ce qu'après Aristote enseigne
si bien saint Thomas, et qui est assez clair
de soi-même. Si les supérieurs des monastères ont cru devoir ordonner une telle
quantité de nourriture, c'étoit seulement

afin qu'elle pût convenir même aux plus robustes, mais que les autres n'en prissent que ce qu'il leur en faudroit; et que par rapport à ce qu'ils laisseroient, ils pussent avoir le mérite de la tempérance. Il n'est pas difficile d'en suivre les règles tant que l'on n'a point d'occasion de ne les pas suivre; mais être tempérant, quand on pourroit ne le pas être, et réprimer l'intempérance dans l'usage des choses les plus capables de l'irriter, c'est ce qui n'est pas si facile, principalement aux jeunes gens et à ceux qui n'ont point encore fait d'effort pour vaincre cette passion. Aussi est-ce quelque chose de bien agréable à Dieu, que de la surmonter; c'est même pour augmenter le mérite de la tempérance que l'on donne dans quelques monastères une nourriture plus abondante et plus diversifiée, que ne le permettroient les bornes de cette même tempérance (1). Nous en avons un exemple illustre dans la vie de saint Pa-

(1) Il faut cependant convenir que le plus sûr seroit sans doute de ne se faire servir précisément que ce que permettent les bornes d'une tempérance exacte : on n'en auroit pas moins de mérite.

côme, écrite depuis plus de 200 ans avec beaucoup de fidélité, et datée, selon Surius, du 14 mai. On y rapporte que dans ses monastères, principalement dans ceux où il y avoit des jeunes gens, il vouloit qu'on leur servît non-seulement du pain avec du sel, mais encore quelque autre chose; en sorte que, si la plupart de ces saints solitaires s'en abstenoient, et qu'ils se contentassent de pain et de sel, ou de quelque fruit cru, il ne tînt qu'à eux de manger quelque chose de plus, ou de s'en abstenir; et qu'en cas qu'ils s'en abstinssent par mortification et dans la seule vue de Dieu, ils n'en eussent que plus de mérite. Il est plus difficile de s'abstenir d'un mets que l'on a devant les yeux, dont on peut user, et qui par sa présence excite l'appétit, que d'un mets qui n'est pas actuellement à notre disposition. Voyez à ce sujet Jacques Dupas, sur la mortification des sens.

On fait une foible objection quand on dit que l'on donne ces choses pour récréer en quelque manière la nature. Cette récréation ne consiste pas à passer considérablement les bornes ordinaires de la tempérance, mais à réjouir le goût par l'agrément et la variété de ces viandes, que l'on ne donne que rarement, et toujours selon la mesure de la sobriété ; en sorte que l'appétit ne soit pas entièrement rassasié (1). Dans quelque occasion que ce puisse être, pour peu que l'on passe les bornes d'une exacte tempérance, c'est toujours un mal ; et c'est les passer que de manger de manière à ce que l'estomac ne puisse digérer si parfaitement, qu'il ne reste aucune crudité.

(1) On peut ajouter à cela ce que dit saint Augustin : Que Dieu n'a attaché quelque sorte de plaisir à l'usage de certaines fonctions purement animales, que pour lever en nous la répugnance naturelle que nous n'aurions pas manqué d'y avoir, sans cet adoucissement ; mais que s'il y a des choses que l'on ne peut faire sans plaisir, on ne doit au moins rien faire dans la vue de ce plaisir.

CHAPITRE III.

Sept règles pour trouver cette juste mesure.

Pour trouver cette mesure, nous pouvons nous servir de ces règles tirées de l'expérience :

La première est de ne prendre ordinairement qu'une quantité de nourriture telle, qu'on puisse ensuite ne pas moins s'en appliquer à des fonctions purement spirituelles, à la prière, à la méditation, à l'étude. Il est clair que dès qu'on ne le peut, on a passé les bornes de cette juste mesure. La nature et la raison demandent que l'on se nourrisse de manière que la faculté animale et la faculté raisonnable n'en soient point offensées. La nourriture doit être utile à ces deux facultés ; et loin d'être un obstacle à leurs fonctions, elle doit les leur faciliter. Lors donc que l'on se surcharge tellement de nourriture que les sens, l'imagination, la mémoire, l'entendement en soient moins libres dans leurs opérations, c'est une preuve que l'on a passé cette juste mesure. Cet obstacle vient surtout des vapeurs qui s'élèvent abondamment de l'estomac à la tête, et qui ne s'y élèveroient pas dans une telle abondance, si l'on ne passoit pas les bornes. L'expérience peut nous en convaincre ; car ceux qui mènent une vie sobre, sont aussi disposés à s'appliquer après le repas qu'auparavant. Cornaro le recommande souvent dans son Traité. C'est aussi ce que j'éprouve ; et ceux qui suivent mon exemple le reconnoissent, comme moi, par l'expérience. Si les saints Pères, qui ne mangeoient qu'une fois le jour, le faisoient si sobrement, qu'ils n'en étoient pas moins disposés à s'appliquer à des choses purement spirituelles, combien plus aisément le pourroient faire ceux qui prennent à deux fois la même quantité de nourriture (1).

J'ai dit que ces vapeurs qui offusquent la sérénité du cerveau, viennent surtout

(1) Ceux qui vivent avec régime ne doivent point trop s'appliquer après le repas.

de l'estomac après le repas. Quoique c'en soit la cause principale, ce n'en est pas la seule. Elles naissent non-seulement des viandes que l'on vient de prendre, et dont la digestion commence à se faire; mais encore d'une abondance de sang et d'humeurs qui réside dans le foie, dans la rate, dans les veines. Ces humeurs fermentent ensemble, et envoient quantité de vapeurs au cerveau. La vie sobre corrige peu à peu cette réplétion et cette intempérie, et réduit tout aux termes convenables. Après le repas il ne monte plus à la tête de ces sortes de vapeurs. Tant que les humeurs sont dans un équilibre parfait, on ne doit craindre aucune maladie, ni rien qui puisse être un obstacle aux fonctions spirituelles.

L'usage où sont ceux qui vivent sobrement, de dormir un peu après le repas, ne tire point à conséquence : ils ne le font que pour réparer leurs forces épuisées par quelques travaux d'esprit ou de corps, et pour reprendre une vigueur nouvelle. Le sommeil sert à l'un et à l'autre : de plus, il est de très-peu de durée; et s'ils n'y étoient engagés par l'habitude ou par l'abattement, ils pourroient aisément s'en passer. Quelques-uns prolongent un peu plus ce sommeil, mais c'est autant de rabattu sur celui de la nuit. Ils partagent en deux reprises leur repos de chaque jour ; il est cependant plus sain d'éviter le sommeil après le dîner : c'est l'avis le plus commun des médecins.

La seconde règle est de ne prendre qu'une quantité de nourriture telle, qu'ensuite on ne ressente nul engourdissement, nulle pesanteur, nulle lassitude corporelle. Si l'on ne se sent pas alors dans une disposition aussi libre et aussi vive qu'auparavant, c'est une preuve que l'on a passé cette mesure convenable, à moins que ce ne soit l'effet ou le reste de quelque maladie. Bien loin que le boire et le manger doivent surcharger et affoiblir la nature, ils ne doivent au contraire que la rendre plus libre, plus gaie, plus animée. Ceux donc qui sont d'un tempérament à ressentir cette pesanteur, doivent examiner avec soin si cette incommodité vient d'excès de manger ou de boire, ou de tous les deux ensemble ; et après l'avoir découvert, en retrancher peu-à-peu jusqu'à ce qu'ils soient parvenus à une telle mesure, qu'ils n'en soient plus incommodés.

Plusieurs s'y trompent souvent : ils mangent et boivent beaucoup ; ils prennent même des choses très-nourrissantes, et ils ne s'en plaignent pas moins de leur foiblesse. Ils s'imaginent que c'est faute de nourriture et d'esprits, ils demandent donc des viandes encore plus nourrissantes. Dès le matin ils se hâtent de déjeûner, de peur, disent-ils, que la nature ne tombe en défaillance. Ils se trompent : ces alimens ne font que surcharger d'humeurs leur estomac, qui n'en est déjà que trop rempli. Loin que la foiblesse de ces sortes de personnes vienne d'inanition, elle ne vient que de réplétion. On peut le remarquer par l'enflure qu'elle leur cause, et par le fonds même de leur tempérament. Cette abondance d'humeurs relâche par excès les muscles et les nerfs, qui sont les canaux des esprits : ces esprits sont comme les instrumens de l'ame les plus universels et les plus immédiats dans les mouvemens qu'elle communique au corps, et dans les sensations dont elle n'est capable à son tour que par l'entremise des organes corporels. Ils ne peuvent donc plus s'étendre avec la même liberté, ni faire sur ces organes la même impression. Cette foiblesse, cette pesanteur de corps, cet engourdissement de sens, sont donc alors l'effet d'une espèce d'interception de ces mêmes esprits. L'expérience l'apprend tous les jours dans la plupart de ceux qui sont ou replets ou remplis de mauvais sucs. Souvent pour avoir trop soupé, ils se trouvent le lendemain matin surchargés de quantité d'humeurs que le sommeil de la nuit n'a fait qu'entretenir ; mais après s'être soulagés de beaucoup de pituites et d'autres superfluités, ou les avoir consumées par la diète et l'exercice, ils deviennent peu à peu plus dispos, plus gais, plus capables de toutes leurs fonctions ; et cette vigueur croît jusqu'au soir, quoiqu'ils mangent très-peu à midi, et que même ils ne mangent rien. Si dans le temps qu'ils sentent cet excès d'humeurs qui leur cause un abattement qui en est une suite nécessaire, ils ne laissent pas de manger encore, principalement des choses de beaucoup de suc, et en grande quantité, non-seulement ils demeurent dans leur incommodité, mais ils l'augmentent encore considérablement. Qui voudra donc avoir un libre usage de ses sens et de ses autres organes dans toutes ses opérations, même corporelles, doit faire assez de diète pour consumer toute humeur superflue. Les esprits en couleront plus aisément dans toutes les parties du corps, et l'ame les en trouvera plus disposés à produire à son gré, dans les organes corporels, les mouvemens divers qui conviennent à leurs différentes fonctions.

La troisième règle est de ne point passer immédiatement d'une vie déréglée à une vie trop exacte; mais de le faire insensiblement, et de ne diminuer que peu à peu du boire et du manger, jusqu'à ce que l'on soit parvenu à une mesure incapable d'offusquer l'esprit, et d'appesantir le corps; c'est ce que tous les médecins enseignent. Les changemens trop subits, pour peu qu'ils soient considérables, causent toujours quelque préjudice : c'est comme une seconde nature que l'habitude ; on ne s'en défait qu'avec violence pour en suivre une toute contraire. Nous ressentons vivement, et par conséquent avec peine, et comme quelque chose d'opposé à la nature, tout ce qui contrarie notre habitude, tant qu'elle est encore dans sa vigueur. Il ne faut donc s'en défaire que comme par degrés. La mauvaise habitude s'affoiblit et se déracine peu à peu, comme elle s'étoit enracinée et fortifiée; et un tel changement fait si peu de peine dans la suite, qu'on ne s'en aperçoit presque pas.

La quatrième règle est fondée sur ce qu'on ne peut déterminer une même quantité de nourriture proportionnée à chaque tempérament, à cause de la différence des âges, des forces et des alimens. Il semble donc que pour ceux qui ne sont plus jeunes ou qui sont infirmes, c'est d'ordinaire assez de douze, treize ou quatorze onces de solide, comme de grain, de viande, d'œufs ou d'autres mets, selon ce qui convient à chacun, et autant ou un peu plus de liquide. C'est l'avis de plusieurs

médecins : il est fondé sur la raison et l'expérience, et n'est que pour ceux qui font
moins d'exercice de corps que d'esprit.
L'illustre Cornaro approuvoit tellement
cette mesure, qu'il se la prescrivit dès
l'âge de trente-six ans, et qu'il s'y tint
jusqu'à la fin de sa vie, qui en fut et plus
longue et plus saine (1). Plusieurs saints
Pères des déserts, qui ne vivoient que de
pain et d'eau, ne passoient point cette mesure, et la prescrivoient même dans presque tous leurs monastères, comme une
espèce de loi, selon ce qu'en écrit Cassien.
Quelqu'un demandoit à l'abbé Moïse, quelle
devoit être, selon les règles les plus exactes
de la tempérance, la mesure ordinaire du
manger : Nous savons, lui répondit-il,
que nos anciens Pères ont souvent traité
cette matière. Après avoir examiné les différentes sortes de tempérances que chacun

(1) On peut objecter à cela que ceux qui sont sous
un climat plus froid, tel que le nôtre, pourroient se
passer d'une nourriture si frugale. C'est de quoi l'on
ne peut disconvenir. Il ne prétend pas non plus,
comme il le dit lui-même, en faire une règle générale. Cela ne va que du plus au moins.

observoit, en ne vivant presque jamais que de légumes, ou d'herbes, ou de simples fruits, ils y substituèrent du pain; mais en même temps ils en déterminèrent la mesure à une livre. Cette quantité de pain qu'ils distribuoient à chacun, et qui, selon eux, devoit suffire par jour, n'étoit donc que de douze onces; car la livre chez les anciens étoit de douze onces, et non pas de seize, comme parmi nous.

Si ces Pères jugeoient par une longue expérience que ce fût assez par jour de douze onces de pain sans autre chose, et qu'ils soient même parvenus par cette diète à la plus extrême vieillesse, dans une parfaite santé et dans une entière vigueur de tous leurs sens, combien plus peuvent suffire six ou sept onces d'autres choses plus agréables au goût et plus succulentes que du pain sec. On peut ajouter qu'ils ne buvoient que de l'eau, et que l'eau ne nourrit point comme la bière et le vin. Enfin l'expérience fait voir clairement qu'il y a bien des gens qui mangent et boivent bien moins, et qui ne laissent pas d'être suffisamment nourris.

Quoique

Quoique le régime dont nous avons parlé jusqu'ici regarde plus les personnes infirmes ou âgées que les autres, je crois cependant qu'il seroit aisé de prouver qu'il pourroit encore suffire à ceux qui se portent bien, qui sont d'un tempérament robuste et même dans la fleur de leur âge, s'ils sont appliqués à l'oraison, à l'étude, ou à d'autres choses de ce genre. La preuve en est dans une infinité d'exemples de saints, qui même, dès l'âge de quatorze ou vingt ans, s'en sont tenus à cette mesure, et quelquefois à moins, quoiqu'ils ne vécussent que de pain et d'eau, ou d'un peu d'herbes et de légumes. Quelques-uns vivoient et très-longuement et sainement, au milieu même des plus grandes peines d'esprit et de corps. On le peut voir dans plusieurs dont on a écrit les vies. Nous en rapporterons quelques-unes dans la suite. Il y avoit même quantité de monastères où cette mesure étoit prescrite, comme une loi commune, aux plus jeunes et aux plus âgés, et comme une mesure qui d'ordinaire devoit suffire à chacun d'eux également. Ainsi, ces Pères qui avoient une grande expérience de ces choses-là , et qui savoient très-bien ce que demande la nature, jugèrent cette mesure suffisante à tout âge. C'est l'avis de notre auteur : il le prouve même par son exemple ; il commença ce régime dès l'âge de 36 ans.

Quelques-uns objectent que le potage emporte souvent des huit ou neuf onces, et que, comme il n'en reste plus alors que trois ou quatre de pain ou d'autre nourriture, il faudroit, ou ne point manger de potage, ou ne manger presque rien autre chose. Pour prévenir cet inconvénient, il n'y a qu'à manger moins de potage, et proportionner tellement le solide avec le liquide, en les pesant séparément, que le tout ensemble ne passe point la mesure prescrite. Mais notre dessein n'est pas de descendre dans ces minuties : il nous suffit d'avoir fait voir en général que cette mesure est raisonnable.

La cinquième règle regarde la qualité des alimens ; mais il n'est pas nécessaire de s'en mettre fort en peine quand on se porte bien, et que la nourriture que l'on prend convient à la nature. Presque tou-

tes les viandes dont on use d'ordinaire,
conviennent à ceux qui sont d'un bon
tempérament, pourvu que l'on y garde
une juste mesure. On peut vivre, et très-
long-temps, et très-sainement, de pain,
de lait, de beurre, de fromage et de bière, principalement s'il y est accoutumé dès
l'enfance; mais il faut s'abstenir de toutes
choses malsaines, quelqu'agréables qu'elles
puissent être, quand ce ne seroit que de
crainte d'en prendre par excès. Presque
toutes les choses trop grasses sont contraires à la santé. Elles relâchent trop l'estomac; elles en désunissent les forces, qui
ne sauroient être trop réunies; elles empêchent la digestion des autres alimens;
elles les font descendre de l'estomac à demi digérés; elles envoient à la tête quantité de fumées, qui causent des espèces
de vertiges, des toux, des asthmes et d'autres maux de poitrine. Si les alimens enfin
ne se digèrent pas parfaitement, et en autant de temps qu'il en faut pour une parfaite
digestion, quelque bon estomac que l'on
puisse avoir, ils se tournent en mauvaises
humeurs, et ces humeurs en bile et en cru-

dités, toutes matières de fièvres. Ceux donc qui s'appliquent à l'étude, et principalement ceux-là, doivent manger sobrement, et proportionner le pain (1) à ce qu'ils mangent d'ailleurs, pour empêcher au moins en partie les mauvais effets qui pourroient en arriver, comme les fluxions de tête, les vapeurs, les vertiges, les toux, les indigestions d'estomac, les enflures, les coliques, les tranchées, ou tout ce qui peut d'ailleurs être contraire au corps et à l'esprit. Ce seroit une folie d'acheter, au prix de tant et de si grandes incommodités, un plaisir aussi vil et d'aussi peu de durée que celui du boire et du manger. Rien ne marque plus que l'on en est l'esclave, que de s'y satisfaire au point d'en être incommodé. Ce n'est pas que l'on ne doive jamais user de ces sortes d'alimens, comme font scrupuleusement quelques-uns, qui ne mangent ni choux, ni oguons, ni pois, ni fèves, ni fromage, de crainte d'amasser des humeurs mélancoliques, bilieuses, gluan-

(1) Le pain empêche les autres alimens de se corrompre, de gâter l'estomac, et de rendre par conséquent l'haleine mauvaise.

tes et capables de gonfler ; c'est seulement que l'on ne doit en prendre qu'avec modération. Quand on n'en prend que peu ou rarement, ils ne peuvent incommoder, principalement s'ils sont agréables au goût ; et souvent même ceux qui nuisent par leur excès, sont utiles à la nature dans leur usage modéré.

De toutes les sortes d'alimens, aucune ne convient mieux aux personnes infirmes ou avancées en âge, qu'une espèce de panade avec un ou deux œufs : on peut vivre de cela seul très-long-temps et en parfaite santé. Cornaro le prouve par sa propre expérience. Les Italiens nomment panade une espèce de bouillie faite de pain, d'eau et de jus de viande cuits. Cette nourriture est une espèce de chyle presque aussi bien fait que celui qui se forme dans l'estomac par la coction des viandes. Cette panade est composée de substances très-tempérées ; elle n'est point sujette, comme plusieurs autres, à se corrompre dans l'estomac ; enfin il s'en forme un sang pur et dans une juste quantité.

On peut même aisément y ajouter de

quoi la rendre ou plus chaude ou plus nourrissante. Aussi le Sage dit : *Le pain et l'eau sont le fondement de la nourriture de l'homme.* Il veut faire entendre par là que ces deux choses sont les plus propres à soutenir et à conserver la vie : on pourroit au moins se passer de viande ou de poisson et de tout ce qui peut d'ailleurs exciter l'appétit.

Plutarque n'approuve pas l'usage de la viande : « On doit beaucoup, dit-il, en » appréhender les crudités ; elle charge » extrêmement dès que l'on en a mangé, » et elle laisse dans la suite de fâcheux » restes. Il eût été bien plus avantageux » d'accoutumer la nature à n'en point dé- » sirer. La terre produit assez de choses » nourrissantes et agréables, et qui pour » la plupart n'ont pas besoin d'apprêt, et » qu'on peut cependant diversifier d'une » infinité de manières. » Plusieurs médecins sont de cet avis, et l'expérience l'autorise : il y a beaucoup de nations chez qui l'usage de la viande est très-rare, et qui ne vivent principalement que de riz et de fruits ; ils n'en vivent cependant que plus long-temps et plus sainement. Les Japonais, les Chinois, plusieurs régions de l'Afrique, et même les Turcs sont de ce nombre. On le voit d'ailleurs en une infinité de laboureurs et d'habitans de la campagne, qui d'ordinaire ne vivent que de pain, de beurre, de bouillie, de légumes, d'herbes, de fromage (1), et ne mangent de la viande que très-rarement; ils ne laissent pas d'être sains et robustes, et de vivre très-long-temps. On le peut voir encore dans l'histoire des anciens Pères des déserts et des religieux de ce temps.

La sixième règle est de s'abstenir d'une trop grande variété de viandes et assaisonnées d'une manière trop recherchée. Disarius, très-savant médecin, et Socrate, avertissent de s'abstenir de ces sortes de mets et de boissons qui excitent l'envie de manger et de boire au delà même du nécessaire : c'est la plus commune maxime des médecins. Cette variété excite toujours un nouvel appétit ; et quoique souvent on

(1) Il faut remarquer que ce fromage est d'ordinaire tout frais, et par conséquent moins malfaisant que les autres.

mange trois ou quatre fois plus que le besoin le demande , il ne semble presque
jamais que l'on ait assez mangé. De plus,
comme les différens mets sont de nature
différente, peu convenables, et souvent
contraires, parmi ces divers alimens, les
uns se digèrent plutôt que les autres ; c'est
ce qui cause de prodigieuses crudités dans
l'estomac, et quelquefois d'entières indigestions, des enflures, des douleurs d'entrailles, des coliques, des obstructions,
des maux de reins, la gravelle. Cet excès
donc et cette diversité de nourriture causent dans toute la masse du chyle, dont se
forme le sang, des crudités qui ne peuvent
que se corrompre. Valériola , fameux
médecin, dit que « rien n'est plus con-
» traire à la santé qu'une nourriture trop
» abondante et trop diversifiée dans un
» même repas. » On peut encore voir à ce
sujet quantité de choses dans Macrobe.
Xénophon marque que la manière de vivre de Socrate étoit si simple et si frugale-
le, que par rapport à la dépense, il n'y
avoit personne qui ne pût aisément vivre
de la même manière ; elle ne lui coûtoit

presque rien. Athénée nous apprend qu'un certain Phabin n'avoit vécu que de lait (1) toute sa vie, que quantité d'autres vivoient d'une nourriture presque aussi simple. Pline rapporte que pendant vingt ans que Zoroastre avoit passés dans le désest, il n'y avoit vécu que de fromage (2), et que néanmoins tout étoit en lui si tempéré, qu'il ne ressentoit point le poids de ses années. Enfin dans tous les siècles passés, ceux qui n'ont usé que d'alimens simples et dans une juste quantité, ont vécu plus sainement et plus long-temps que les autres; on le remarque même encore dans toute sorte de nations.

La septième règle est que, comme toute la difficulté de déterminer et de garder cette juste mesure vient de l'appétit sensuel, chacun doit être persuadé que l'envie de boire et de manger n'est que trop capable de séduire; et que par conséquent ce ne

(1) Le savant M. Bayle de Toulouse a fait un excellent traité latin sur l'usage du lait, pour rétablir les étiques.

(2) Il y a bien de l'apparence que c'étoit du fromage frais.

doit nullement être une règle pour trouver la mesure dont il s'agit : en voici quatre raisons.

La première, c'est que la nature n'a donné à l'homme et même aux autres animaux l'appétit des alimens, que pour la conservation de chaque animal particulier, et pour la propagation de son espèce, avec cette différence que ce qui se fait dans les hommes avec sentiment, ne se fait dans les bêtes que machinalement. Ceux donc qui veulent vivre chastement, et n'être point accablés d'humeurs qui ne peuvent causer que des maladies, ne doivent pas suivre entièrement leur appétit, et doivent retrancher tout superflu.

La seconde raison, c'est qu'il y a souvent dans l'estomac quelque humeur maligne, qui excite l'appétit beaucoup plus qu'il ne convient à la santé, comme dans la faim canine, et lorsque quelque suc aride ou mélancolique s'est attaché aux membranes de l'estomac. En pareil cas, il ne faut point suivre son appétit. Si ce sont de telles causes qui excitent une faim violente et une ardente soif, on doit avoir recours aux remèdes de la médecine ; mais si cette soif et cette faim sont modérées, elles ne méritent pas qu'on y fasse attention.

La troisième raison, c'est que la diversité des viandes réveille toujours l'appétit par de nouveaux goûts et par de nouveaux assaisonnemens. Tous ceux qui ont soin de leur santé, doivent donc éviter une telle variété de mets et ces assaisonnemens trop recherchés ; tous les médecins font la même recommandation. Comment toutes ces viandes de nature si différente, chaudes, froides, sèches, humides, bilieuses, flegmatiques, faciles ou difficiles à digérer, etc., pourroient-elles former un chyle (1) pur et uniforme ?

La quatrième et dernière raison est que, comme l'idée que l'on se forme des viandes est toujours agréable, dès qu'elle est tant soit peu forte, elle excite l'appétit, comme l'idée des choses que l'on n'ose nommer en excite le désir. Quoique l'ima-

______

(1) Et comment un sang formé d'un chyle composé de parties si hétérogènes pourroit-il être dans un équilibre parfait, sans lequel on ne peut être dans une parfaite santé ?

gination ait plus de forces dans ces choses-ci que dans les autres, comme l'expérience l'apprend, principalement à la vue et à l'odeur de certaines viandes, il faut donc faire en sorte de corriger une telle imagination, pour pouvoir modérer ensuite bien plus facilement le désir qui n'en est qu'une suite, puisqu'il n'a pour objet que ce que cette imagination représente comme agréable. Entre autres moyens d'y parvenir, en voici deux qui peuvent beaucoup y contribuer.

Le premier est d'éviter la vue de ces sortes de viandes, de peur que leur vue et leur odeur ne réveillent l'imagination et ne donnent envie d'en goûter. La présence d'un tel objet fait naturellement impression sur la puissance qui y a rapport. Il est beaucoup plus difficile de contenir son appétit à la présence des viandes, que de ne les point désirer, quand elles ne sont pas présentes. Il en est de même de tous les autres objets qui peuvent faire plaisir à l'ame par l'entremise des sens (1).

(1) Jésus-Christ a dit : Celui qui aime le péril, y périra.

Le

Le second moyen est de se représenter
les choses qui excitent l'appétit, non comme capables de flatter le goût et l'odorat,
telles qu'elles paroissent actuellement ;
mais comme sales, dégoûtantes, d'une
odeur détestable, telles qu'elles vont devenir.

Rien ne paroît ce qu'il est véritablement, que lorsqu'il est revenu à l'état où
il étoit à son origine. C'est alors que se voit
la réalité qui étoit cachée sous une fausse
apparence. Qu'y a-t-il de plus dégoûtant
et d'une plus mauvaise odeur, que les mets
les plus délicieux, après l'altération qu'ils
ont soufferte dans l'estomac ? Plus la nourriture est exquise, plus elle est sujette à se
corrompre, et plus l'odeur en est ensuite
insupportable. Si la plupart de ceux qui
mènent une vie délicieuse, n'ont soin de
porter sur eux quelque espèce de parfum,
on s'aperçoit, dès cette vie, de l'état de
corruption où leurs corps seront après
leur mort. C'est ce qui est encore plus
sensible dans certaines fonctions aussi in-
dispensables que naturelles, quoique très-
humiliantes, et dans l'haleine de la plu-

part de ceux qui vivent d'une vie trop délicieuse et trop sensuelle. Il n'en est pas de même des paysans et des gens de métiers qui ne vivent que de pain, de fromage et d'autres alimens vulgaires, quand ils en usent modérément. (1).

CHAPITRE IV.

Du régime de vie qu'on doit suivre dans chaque saison.

Mais, dira-t-on, ne faut-il pas du moins changer de régime selon les saisons et la température des climats ? Il semble qu'on doive manger plus en hiver qu'en été. En hiver, dit Hypocrate, les estomacs sont plus chauds : le froid qui les saisit au dehors en fait retirer la chaleur de la circonférence au centre, c'est-à-dire, au cœur.

(1) On a remarqué dans certains hôpitaux, que tant qu'on n'y donnoit aux pauvres que des nourritures de laitage, on ne s'apercevoit point de cette corruption, et qu'on ne commença à s'en apercevoir que lorsqu'on eut commencé à leur donner de la viande.

L'été, ils sont plus languissans par une raison contraire : la chaleur poussée du centre à la circonférence, se dissipe. Il semble par la même raison que l'hiver il faille prendre des alimens secs et chauds, parce que la pituite, alors plus abondante, ne peut se dissiper ; et que l'été l'on doive en prendre d'humectans et de rafraîchissans, parce que la chaleur de l'air, dont on est entouré, dissipe beaucoup d'humeurs et dessèche le corps.

Il paroît véritablement, de l'aveu même des médecins, qu'on doit en user de cette manière, autant qu'on le peut commodément. Si l'on a besoin d'une nourriture plus sèche, comme en hiver, et quand il a plu long-temps, il est aisé d'augmenter de quelque chose le manger, et de diminuer le boire à proportion et même les alimens qui ont un peu trop de suc. Si l'abondance de la boisson et des alimens, qui ont beaucoup de suc, fait du bien dans un temps sec, elle ne peut qu'incommoder, quand on a respiré quelques jours un air trop humide et trop froid ; cette sorte d'air cause des fluxions, des toux, des enroue-

mens. Quand on a besoin d'une nourriture plus humectante, on n'a qu'à mêler
avec le vin un peu plus d'eau, ou prendre
au lieu de vin un peu de bière. C'est une
boisson qui humecte et qui rafraîchit assez. Il ne paroît pas que les saints Pères
eussent beaucoup d'égard à cette différence de saisons et de climats; ils régloient
pour toute l'année une même sorte de
nourriture et dans la même quantité, et ils
en vivoient plus long-temps. A présent on
a plus d'égard dans les monastères à ce
qui convient à la santé. Mais si l'on y
donne des mets conformes aux saisons,
ceux qui veulent vivre sobrement, peuvent choisir, entre autres, ceux qui leur
sont plus convenables. En ce cas-là, dira-
t-on, lequel vaut le mieux, de prendre en
un seul ou plusieurs repas cette quantité
de nourriture dont nous avons parlé?

Quoique les anciens aient eu beaucoup
de soin de garder la tempérance, et se
soient contentés d'un seul repas par jour,
et même après le soleil couché ou à trois
heures après-midi, comme le rapporte
Cassien, plusieurs croient cependant qu'en

un âge avancé il vaut mieux faire deux repas, mais toujours sobres, à cause de la
foiblesse qui accompagne un tel âge. Loin
de se surcharger de nourriture, la digestion s'en fera plus aisément. On pourra
donc en prendre sept ou huit onces à dîner, et le soir trois ou quatre, ou sept à
huit le soir, et trois ou quatre à dîner, selon sa coutume ou sa commodité. Tout
dépend principalement de la complexion
et de l'habitude. Si l'estomac est rempli
de pituite froide et lente, il paroît plus à
propos de ne manger qu'une fois le jour.
Il faut beaucoup plus de temps à cette sorte
d'estomac pour cuire les crudités et les dissiper ; c'est ce que l'expérience a fait connoître très-clairement. Quand même on
croiroit ne devoir manger que le soir, il
ne faudroit pas laisser de prendre à midi
quelque chose, et de nature à dessécher la
trop grande humidité de l'estomac ; ou si
l'on dîne à midi, il faudra prendre quelque chose le soir, comme un peu de pain
avec quelques raisins ou choses semblables. Plus on avance en âge, plus on doit
avoir soin de corriger cette humidité de

l'estomac et de la tête. « La sagesse, dit
» un ancien, réside dans un lieu sec, et
» non en un lieu marécageux et plein
» d'eau ; » c'est ce qui faisoit dire à Héra-
clite, que l'ame du sage est comme une
lumière sèche.

Quelqu'un objectera peut-être que de
savans médecins n'approuvent pas une
manière de vivre si mesurée, de peur que
l'estomac ne se resserre et ne s'accoutume
tellement à cette quantité précise, que
pour peu qu'on la passe, il n'en ressente
une pesanteur considérable, et que cela
ne l'oblige de s'étendre plus qu'à l'ordinaire. Pour éviter cet inconvénient, ils con-
seillent de ne pas s'en tenir toujours si
scrupuleusement à la même quantité de
nourriture, mais d'en prendre quelquefois plus, quelquefois moins ; c'est ce qu'il
semble qu'Hypocrate confirme dans ses
Aphorismes. Un vivre trop mesuré, dit-il,
est dangereux, même aux personnes sai-
nes ; pour peu que l'on en passe les bornes
ordinaires, on n'en est que plus exposé à
s'en trouver incommodé. Il y a donc moins

de danger de manger un peu plus qu'un peu moins qu'il ne faut.

Ce passage dont quelques médecins se prévalent, ne regarde que ceux qui ne peuvent observer cette uniformité de régime, à cause des fréquentes occasions qu'ils ne peuvent ou ne veulent éviter, et qui ne sont pas assez maîtres de leur bouche, pour pouvoir garder une tempérance uniforme dans de si fréquentes occasions d'intempérance, principalement lorsque les autres les sollicitent par leur exemple à donner quelque chose à la nature. Si pour lors ils mangent par excès, ils s'en trouvent incommodés. On vient d'en rapporter la véritable raison ; c'est ce qui n'arrivera point à ceux qui sont capables d'éviter ces occasions d'excès, et de garder un régime de vie suivi. Rien ne leur convient mieux, principalement s'ils sont d'une complexion délicate ou d'un âge avancé : l'expérience et la raison ne permettent pas d'en douter. Il n'importe pas même de passer de quelque peu cette mesure, pourvu que ce soit rarement. De si petits excès ne sont pas fort capables d'in-

commoder, pourvu qu'ils ne soient pas fréquens, et qu'immédiatement après on re-
vienne à son régime ordinaire. Si l'on mange plus que de coutume à dîner, il faut ou
ne point souper, ou souper plus légèrement. Si l'on a trop mangé à souper, il
faut le lendemain moins manger à dîner,
ou ne point dîner du tout. Un tel inconvénient n'est donc pas si considérable que,
pour le prévenir, on doive éviter une vie
de régime.

Mais s'il arrivoit trop souvent que l'on
mangeât avec quelque sorte d'excès, quelque léger même qu'il fût d'ailleurs, il pourroit être fort dangereux, surtout à ceux
dont nous venons de parler, et qui seroient
accoutumés à vivre de régime : notre auteur nous l'apprend par son exemple même. Il rapporte dans son Traité que, jusqu'à soixante-quinze ans, il n'avoit pris
de nourriture par jour que douze onces de
solide et quatorze de liquide, et qu'il avoit
vécu dans une parfaite santé ; qu'ensuite,
de l'avis des médecins et à la sollicitation
de ses amis, il avoit ajouté deux onces de
l'un et de l'autre : mais que dès le dixième

jour ce peu d'augmentation lui avoit causé de très-fâcheuses maladies, un fort grand mal de côté, une oppression de poitrine et une fièvre de cinq semaines. Les médecins qui l'avoient mis dans cet état, jugèrent eux-mêmes que c'étoit un homme mort, s'il ne reprenoit son régime ordinaire. Je connois un homme qui depuis plusieurs années ne faisoit qu'un repas ; il soupoit, mais il ne prenoit à midi que très-peu de chose, et même quelque chose d'assez sec. A la sollicitation de plusieurs personnes, il prit à midi un peu plus de nourriture et d'une nature plus humectante. Dix ou douze jours après, ce changement lui causa pendant quelques semaines de si grandes douleurs d'estomac et d'entrailles, qu'on croyoit qu'il alloit mourir. Il fut guéri par de grands remèdes que lui avoient ordonnés de savans médecins. Il tomba une seconde fois dans la même maladie, et fut guéri par les mêmes remèdes. A quelque temps de là, il retomba encore malade pour la troisième fois : se trouvant plus mal qu'à l'ordinaire, et cela quelques jours de suite, il jugea qu'un tel mal ne

lui venoit que pour avoir changé de régime. Après avoir examiné la chose avec
beaucoup de soin, il le reprit. Dès le premier jour ses maux commencèrent à diminuer ; et dès le quatrième, ils avoient
tellement cessé, qu'il ne lui resta plus
qu'une grande foiblesse qui s'en alla même peu à peu par le secours de ce régime.
Ce n'est ni la quantité des mets, ni leur
délicatesse qui peut fortifier un tempérament foible, mais une juste proportion
d'alimens convenables.

L'Aphorisme d'Hypocrate, cité un peu
plus haut, n'est point contraire à ceci ; il
ne parle que d'alimens si mesurés, et d'ailleurs si peu capables de nourrir, qu'ils ne
suffisent pas pour soutenir les forces d'un
bon tempérament. Nous parlons ici d'un
genre de nourriture convenable à la nature de chacun, sans en spécifier précisément aucun, mais d'une quantité proportionnée aux forces de l'estomac, et propre
à maintenir dans une santé parfaite.

Mais, dira-t-on, tout le monde ne peut
pas garder un régime de vie si exact. N'y
a-t-il donc point, pour ceux qui ne peu-

vent s'y assujettir, quelqu'autre moyen de
se conserver en santé, et de vivre long-
temps? C'est de se bien purger au moins
deux fois l'année, au printemps et en au-
tomne, et de se délivrer par là de toute
mauvaise humeur. Ceci ne regarde que
ceux qui d'ordinaire font moins d'exercices de corps que d'esprit, comme les ecclé-
siastiques, les religieux, les jurisconsultes
et les gens de lettres. Mais il faut préparer
les humeurs à cette purgation ; c'est le sentiment d'habiles médecins. Elle ne doit
point non plus être trop forte, ni de nature à faire d'abord tout son effet. Il faut
s'y préparer deux ou trois jours auparavant, par quelque remède qui n'opère que
d'une manière insensible : cette manière
fait sans doute et plus d'effet et moins de
peine (1). Le premier jour, les entrailles
se purgent ; le second, le foie ; le troisième, les vaisseaux où il s'amasse quantité

(1) Elle fait moins de peine sans doute, puisque
cette opération est insensible ; elle fait plus d'effet,
parce que la nature a plus de loisir de se débarrasser
de ce qui l'incommode, et que d'ailleurs le corps en
est plus fluide.

de mauvaises humeurs (1). Ceux qui ne vivent pas sobrement ajoutent chaque jour quelques crudités qui passent par les vaisseaux, et se répandent dans toutes les parties du corps, qui est comme une éponge.

Souvent en un ou deux ans il s'amasse dans le corps plus de deux cents onces de mauvaises humeurs, qui font plus de six pintes (2). Ces humeurs se corrompent par succession de temps, et causent des maladies qui avancent la mort de la plupart des hommes. C'en est presque la seule cause dans tous ceux qui meurent avant l'extrême vieillesse, à la réserve de ceux qui meurent de mort violente. Il meurt en peu de temps par la malignité de ces humeurs, au milieu même de toute sorte de commodités, une infinité de personnes, qui, dans une galère, en ne vivant que de

(1) Cela ne veut dire autre chose, sinon que ces humeurs ne peuvent s'évacuer que successivement.

(2) Il ne faut pas croire que de tout ce qui s'en est amassé pendant tout ce temps-là, il ne s'en soit point dissipé d'une manière ou d'une autre, quand ce ne seroit que par l'insensible transpiration ; autrement le corps ne seroit presque plein que de mauvaises humeurs.

biscuit et d'eau, comme les matelots, auroient pu vivre long-temps et dans une
santé parfaite. Pour prévenir le danger
dont nous avons parlé, on n'a qu'à se purger à propos, au moins deux fois l'année.
Il ne pourra rester alors beaucoup de ces
humeurs, et elles ne seront pas si sujettes
à se corrompre. J'ai connu plusieurs personnes qui, sans avoir aucune maladie considérable, sont parvenues par ce moyen
jusqu'à l'âge le plus avancé.

CHAPITRE V.

*Des avantages de la sobriété par rap-
port au corps.*

La vie sobre délivre et préserve l'homme
de presque toute sorte de maladies, de catarrhes, de toux, d'asthmes, de vertiges,
de maux de tête et d'estomac, d'apoplexie
et de léthargie, d'épilepsie et de tout autre accident qui peut attaquer le cerveau;
de la goutte, de la sciatique et de toute
crudité qui peut devenir la source d'une

infinité de maladies; enfin elle tempère
les humeurs et les maintient dans une
juste proportion. Il n'y a point de maladie à craindre partout où les humeurs sont
dans une parfaite symétrie et dans un équilibre parfait; c'est dans cette proportion
que consiste la santé : la raison et l'expérience s'unissent pour nous l'apprendre.
Ceux qui vivent sobrement, sont ordinairement sains de corps et d'esprit; et dans
les maux qui leur surviennent, ils ont bien
moins à souffrir que ceux qui sont remplis de mauvaises humeurs qui ne viennent que d'intempérance, et il ne leur faut
que très-peu de temps pour être parfaitement guéris. J'ai connu quantité de gens
naturellement foibles, et qui étoient sans
cesse occupés à des travaux qui deman-
doient toute leur application, et qui ne
durent qu'à leur tempérance leur grand
âge et leur santé; les saints Pères et quantité de religieux sont de ce nombre.

Presque toutes les maladies des hommes ne viennent que de ce qu'on prend
plus de nourriture que la nature n'en demande, et que l'estomac n'en peut par-

faitement digérer. La preuve en est que la plupart des maux ne se guérissent que par évacuation. On ne saigne, on n'applique les ventouses, on ne donne certains remèdes que pour dégager la nature. C'est encore pour cette raison qu'on ordonne l'abstinence, et qu'on prescrit un régime de vie très-frugal. Cette manière de guérir les maladies prouve qu'elles ne viennent que de réplétion. Les maux ne se guérissent ordinairement que par quelque chose de contraire à ce qui les a causés; toutes les maladies qui viennent de réplétion, dit Hypocrate, ne se guérissent que par évacuation, et celles qui viennent de trop d'évacuation, ne se guérissent qu'en remplaçant ce qui s'est trop évacué : mais celles-ci sont rares; elles arriveroient par exemple à la suite de la disette qu'auroit fait essuyer un long siége, ou dans un long voyage de mer, ou enfin dans de semblables occasions. En ce cas, il faut purger les humeurs que la chaleur naturelle a trop recuites, faute d'alimens ; ensuite nourrir et fortifier le corps, mais insensiblement, et n'augmenter la nourriture

que peu à peu. Il faut faire la même chose dans les grandes maladies, pour réparer les forces épuisées par de trop grandes évacuations. Si presque toutes les maladies ne viennent que de ce qu'on prend plus de nourriture que la nature n'en demande, il s'ensuit que si l'on n'en prend que ce qu'elle en demande, on ne sera sujet à aucune maladie. On en peut inférer la preuve, de ce passage d'Hypocrate : « Pour se bien porter, il faut toujours de-
» meurer sur son appétit et faire quelque
» exercice (1). »

Les crudités sont la source la plus ordinaire de toutes les maladies. « On ne peut
» tomber malade, dit Galien, tant que
» l'on évite avec soin tout ce qui peut cau-
» ser des crudités. L'intempérance en tue
» plus que l'épée. » « La plupart des hom-
» mes, est-il dit dans l'Ecriture-Sainte,
» abrégent leurs jours par leur intempé-
» rance; au lieu que par l'abstinence ils
» les prolongeroient. N'ayez d'avidité, dit-

(1) Si pour se bien porter il faut observer ces deux choses, comment à plus forte raison peut-on y parvenir en n'observant ni l'une ni l'autre?

« elle un peu plus haut, en aucun repas,
» et ne vous abandonnez à aucune sorte
» d'aliment. » L'excès des viandes ne fait
qu'affoiblir la nature, et causer des crudités qui sont des sources de maladies. On
nomme crudités ce qui n'a pu se digérer
parfaitement. Lorsque l'estomac ne cuit
qu'à demi les alimens, ou parce qu'ils
sont indigestes, ou à cause de leur trop
grande variété dans un même repas, ou
faute d'un temps suffisant pour une digestion parfaite, le chyle qui se forme des
parties les plus succulentes de ces alimens
est rempli de crudités qui causent quantité de maux. Elles remplissent les entrailles et le cerveau de pituite et de bile ; elles
causent beaucoup d'obstructions jusque
dans les plus petits vaisseaux ; elles gâ-
tent le tempérament, et remplissent enfin
tout le corps d'humeurs corrompues, d'où
naissent de très-fâcheuses maladies.

Tant que le chyle est encore trop cru
dans l'estomac, et c'est ce qu'Aristote appelle corruption et non pas digestion, il
n'est pas possible que le sang puisse se purifier parfaitement dans le foie. La seconde

digestion ne peut rectifier la première ; et loin que d'un mauvais sang il puisse se faire une bonne nourriture, il faut nécessairement que le tempérament se ressente d'une telle corruption, et qu'on en devienne sujet à quelques maladies. Cette crudité de chyle est encore cause que les vaisseaux répandus par tout le corps, se remplissent d'un sang impur et mêlé de quantité de mauvaises humeurs, qui se corrompent de plus en plus, s'enflamment à la première occasion de fatigue, de chaleur, etc., et causent de très-dangereuses fièvres, dont une infinité de personnes meurent à la fleur même de leur âge. Un bon régime préserve de tous ces inconvéniens. Tant que l'on ne prend de nourriture qu'autant qu'il en faut pour faire aisément la digestion, on n'a point de crudité à redouter, et il se forme un chyle convenable à la nature. De cette sorte de chyle il se fait un sang pur, et c'est le bon sang qui fait le bon tempérament ; les humeurs en sont moins sujettes à se corrompre dans les vaisseaux. Il ne se trouve dans les entrailles ni obstructions, ni superflui-

tés, qui le plus souvent causent des maux
de tête et d'estomac, et même des ressen-
timens de goutte. Ce régime nous maintient dans un bon tempérament et dans
une santé parfaite. L'un et l'autre dépendent d'une juste proportion et d'un parfait équilibre d'humeurs, et dans une telle
disposition, qu'il n'y ait dans aucune partie du corps, qui est tout poreux, nulle
obstruction capable d'empêcher les esprits et le sang d'y avoir un cours entièrement libre. Non-seulement la sobriété
empêche les crudités et tout ce qui en est
la suite, elle consume encore les humeurs
superflues, et bien plus sûrement que les
travaux excessifs du corps. Viriaque, doc-
teur en médecine, le fait voir savamment.
Le travail exerce toujours quelques parties du corps plus que les autres; c'est ce
qui souvent trouble les humeurs, échauffe
considérablement, et cause des fièvres,
des pleurésies, des fluxions très-doulou-
reuses; mais l'abstinence fait son effet jusque dans les parties les plus intimes, jusque dans les moindres jointures, et n'excite l'évacuation que d'une manière aussi

douce qu'uniforme. Elle subtilise en très-peu de temps les humeurs les plus grossières; elle dégage les pores; elle consume les superfluités; elle ouvre les conduits des esprits; elle rend ces esprits plus purs, sans même troubler les humeurs, sans causer des fluxions fâcheuses, sans échauffer le corps, sans mettre en danger de maladies, et l'esprit même n'en est que plus libre dans ses opérations. On ne peut néanmoins disconvenir que les exercices du corps qui ne passent point de justes bornes et qui se font à propos, ne soient utiles et même nécessaires. Mais la plupart de ceux qui vivent sobrement, et qui ne s'appliquent qu'aux travaux d'esprit, n'ont pas besoin d'exercices de longue haleine, et qui d'ailleurs consumeroient trop de temps. Ils peuvent se contenter d'un quart d'heure ou d'une demi-heure d'un exercice particulier qu'on peut prendre avant le repas, sans sortir de sa chambre, et qui est en usage chez les personnes les plus graves, même chez quantité de prélats, et qui n'a rien d'indigne d'eux. Il se fait de deux manières : l'une à prendre de chaque main

» des poids d'une livre ou d'une livre et demie
» chacun, et de se secouer les bras en diffé-
» rens sens, comme si l'on combattoit en
» l'air ; l'autre manière consiste à prendre
» des deux mains un grand bâton, où il y
» ait à chaque bout une livre ou une livre et
» demie de plomb ; et laissant entre les deux
» mains un intervalle de quatre pieds, se se-
» couer les bras, comme on vient de le dire,
» ou seulement autour de soi. Rien n'exerce
» mieux les muscles de la poitrine et des
» épaules, et ne dissipe mieux les humeurs
» qui embarrassent les jointures (1).

La vie sobre préserve des maladies qui
viennent de crudité et de corruption, et
précautionne même contre leurs causes
extérieures. Ceux dont le corps est pur, et
qui ont les humeurs tempérées, ne sont
pas si sujets à se trouver incommodés de
la chaleur, du froid, de la fatigue, ni de
rien de semblable, que ceux qui sont chargés de mauvaises humeurs ; et s'ils en res-

(1) Rien n'est donc plus propre à délasser. La lassitude ne vient que des humeurs qui embarrassent les
jointures et les muscles, et qui les empêchent de se
mouvoir dans une entière liberté.

sentent quelque incommodité, ils en sont plus aisément et bien plus tôt guéris. Ii en est de même quand on se fait quelque contusion, ou qu'on se démet, ou qu'on se rompt quelque os. Il ne se jette point d'humeur sur la même partie offensée, ou il ne s'y en jette que très-peu; et rien n'est plus capable d'en empêcher la guérison, et de causer même de vives douleurs et de grandes inflammations, que lorsqu'il s'y fait quelque dépôt. Notre auteur le prouve bien clairement par sa propre expérience. La vie sobre préserve de la peste. Tant que le corps est pur, on résiste plus aisément à un tel venin. C'est cette frugalité qui préserva Socrate de la peste, dont Athènes fut souvent ravagée.

La vie sobre guérit tous les maux qui peuvent se guérir, et adoucit les autres. On éprouve même tous les jours que l'esprit n'en est que plus en état d'agir. Les ulcères du poumon, les schirres du foie ou de la rate, la pierre qui se trouve quelquefois dans les reins ou dans d'autres parties, l'intempérie d'entrailles, quelque invétérée qu'elle pût être, et l'eût-on de

naissance, les descentes, les autres accidens de cette nature n'empêchent pas de
vivre long-temps, d'être toujours dans une
parfaite sérénité d'esprit, et en état de s'appliquer à des choses qui n'ont point de rapport aux sens. Au contraire, rien de plus capable d'irriter ces maux, et de faire mourir en peu de temps, que l'intempérance.
Mais les incommodités sont très-rares et
très-aisées à supporter dans le cours d'une
vie de régime.

CHAPITRE VI.

*La sobriété fait vivre long-temps, et
elle rend l'esprit et le corps plus libres dans leurs opérations.*

QUAND on a vécu sobrement, on meurt
presque sans peine, et par une pure défaillance de la nature. Les anciens Pères,
qui vivoient les uns dans les déserts, les autres dans des monastères, ont vécu très-
long-temps, quoiqu'ils vécussent très-du-
rement. Leur extrême sobriété leur faisoit

même trouver des délices dans une vie qui d'ailleurs n'étoit rien moins que délicieuse. Saint Paul, premier ermite, saint Antoine, saint Paphnuce, saint Siméon-Stylite, dont l'abstinence et les travaux paroissent si fort au-dessus de la nature humaine; saint François de Paule, saint Martin, archevêque de Tours; saint Augustin, saint Rémy, archevêque de Reims (1); le vénérable Bède, et un grand nombre d'autres, même de notre siècle, et de l'un et de l'autre sexe, dont il seroit trop long de rapporter les noms, ont vécu la plupart de la manière du monde la plus austère. Ils n'ont pas laissé de vivre, les uns au moins soixante-dix ans, d'autres quatre-vingts, d'autres cent, quelques autres même jusqu'à cent vingt ans.

On ne sauroit disconvenir que c'ait été par la force de la nature, plutôt que par un don surnaturel, que ces sortes de personnes sont parvenues à un si grand âge;

(1) De tels exemples sont d'autant plus admirables, que la vie en elle-même la plus laborieuse et la plus pénible est celle d'un évêque qui connoît ses devoirs et qui sait les remplir.

on

on en a vu trop d'exemples, à la réserve
de ceux qui sont morts d'accidens. Il y a
bien de l'apparence que saint Jean l'évan-
géliste, seul des apôtres qui ne soit pas
mort de mort violente, a vécu au moins
cent ans. Saint Siméon en avoit cent
vingt, quand il souffrit le martyre. Saint
Denis l'aréopagite en avoit plus de cent.
Saint Jacques, le plus jeune, a vécu qua-
tre-vingt-seize ans, quoique dans de continuels jeûnes et dans une prière continuelle. La longue vie n'est pas un don qui
ne soit réservé qu'aux saints. Les brach-
manes mêmes chez les Indiens, ceux des
Turcs qui font profession de suivre exactement les superstitions de Mahomet, et
qui mènent une vie très-abstinente et très-
austère, ne doivent leur grand âge qu'à
leur grande frugalité. « Les Esséniens ,
» dit Josèphe, vivoient très-long-temps :
» plusieurs d'entr'eux parvenoient à l'âge
» de cent ans par la simplicité et le bon
» régime de leur vie; ils ne vivoient que
» de pain et de bouillie. » Démocrite et
Hypocrate vécurent cent cinq ans, Platon plus de quatre vingts.

D

Enfin, quand l'Ecriture dit que l'homme prudent et sobre vivra long-temps, elle parle en général de quiconque garde l'abstinence, et non pas des saints seulement. J'avoue néamoins que les impies, principalement les homicides et les blasphémateurs ne vivent pas long-temps pour la plupart, quelque tempérés d'ailleurs qu'ils puissent être dans leur manière de vivre. La justice de Dieu ne manque jamais de les poursuivre : s'ils ne meurent point par la corruption des humeurs, ils finissent du moins par une mort violente. Pour revenir aux intempérans, il est certain qu'ils ne sauroient vivre long-temps. Rien n'épuise tant les esprits, et n'est plus capable d'affoiblir et de détruire la nature, que les excès de la table.

Mais, dira-t-on, l'intempérance de quelques-uns ne les empêche pas de parvenir à l'âge le plus avancé. Ces exemples sont rares; et d'ordinaire ces sortes de personnes ne sont pas d'un tempérament bien robuste. La plupart de ceux qui mangent beaucoup, meurent avant le temps; et si ceux qui vivent sans règle menoient une

vie réglée, leur vie en seroit sans doute et
plus longue et plus saine, et ils seroient
plus en état de faire usage de ce qu'ils
peuvent avoir et d'esprit et d'érudition. Il
n'est pas possible que ceux qui ne vivent
pas frugalement, ne se remplissent pas de
mauvaises humeurs, et ne soient souvent
attaqués de maladies; et que sans faire tort
à leur santé, ils puissent s'appliquer long-
temps à des choses qui demandent quelque contention d'esprit. Toute la force de
la nature et des esprits doit être occupée
à la coction des alimens; et si l'on dé-
tourne avec violence ce que ces esprits ont
de vigueur, cette coction ne se fera que
très-imparfaitement, et ce sera la source
de beaucoup de crudités. La tête se remplit de vapeurs qui offusqueront l'esprit, et
causeront même de la douleur, si l'on s'applique trop fortement. Ces sortes de personnes ont souvent besoin d'exercices corporels, ou de remèdes capables de dégager le corps, et quelque long temps qu'ils
vivent, c'est toujours peu, du moins par
rapport à l'esprit et à ses fonctions. La
plupart de leur vie est employée à des be-

soins corporels. C'est la chair qui devroit être l'esclave de l'esprit; et c'est au contraire leur esprit qui est l'esclave de leur chair. Une telle vie convient-elle à un homme que la raison doit dominer, et qui, dans l'usage des choses sensibles, ne doit avoir que des objets tout spirituels, et mortifier continuellement ses sens et ses passions?

Si ceux qui sont d'une complexion délicate, vivent de régime, ils sont bien plus sûrs de vivre long-temps et en santé, que ceux qui sont les plus robustes, et qui vivent dans l'intempérance. Ceux-là n'ont point de mauvaises humeurs, ou du moins n'en ont pas en telle abondance, qu'elles puissent causer des maladies; ceux-ci se remplissent nécessairement, dans le cours de quelques années, de quantité d'humeurs qui se corrompent de plus en plus, et qui deviennent des occasions de maladies fâcheuses et souvent mortelles. Aristote raconte dans ses problèmes, qu'un certain philosophe nommé Hérodique, quoiqu'il fût d'un tempérament très-foible, et qu'il fût même étique, avoit vécu

cent ans par le moyen d'un bon régime :
Platon en fait aussi mention. Galien rapporte qu'il y avoit de son temps un certain
philosophe qui avoit fait un livre, où il
prétendoit enseigner l'art de vivre, sans
vieillir, jusqu'à l'âge le plus avancé. Galien prouve clairement que cette prétention est vaine et chimérique. Ce philosophe fait voir par sa propre expérience que
cet art lui avoit au moins servi à prolonger sa vie à l'âge de quatre vingts ans, où
il étoit si épuisé, qu'il n'avoit plus que la
peau et les os. Il trouva le moyen par cet
art, qui consistoit uniquement dans un
régime particulier, de vivre encore long-
temps, et il ne mourut que d'étisie et de
langueur. Galien rapporte encore que « ceux
» qui ne sont point d'une complexion dé-
» licate, peuvent par le secours de ce mê-
» me art parvenir à l'âge le plus avancé
» dans une entière liberté de leurs sens,
» et même exempts de toute maladie et de
» toute douleur. Quoique je sois, ajoute-
» t-il, naturellement malsain, que ma
» profession ne m'ait pas permis de vivre
» toujours d'un régime uniforme, depuis

» l'âge de huit ans que j'ai mis cet art en
» usage, je n'ai eu aucune maladie, ou
» tout au plus quelque fièvre éphémère
» qui ne venoit que de fatigue. »

Ceux qui vivent de régime, non-seulement parviennent à l'âge le plus avancé exempts de maladies et de douleurs, mais ils n'en ressentent pas même à la mort : ils ne meurent que par une simple dissolution, ou de pur épuisement d'humide radical, comme une lampe qui ne s'éteint que faute d'huile. Une lampe s'éteint ou d'un souffle, ou avec de l'eau, ou par manque d'alimens : la vie de l'homme est comme une lampe, qui peut s'éteindre ou par une violence étrangère, ou par une abondance de mauvaises humeurs, ou par un pur épuisement de l'humide radical. La chaleur même n'est que trop capable de s'épuiser par succession de temps ; et c'est ce qui se fait par l'insensible transpiration, à peu près comme de l'eau ou de l'huile par le moyen du feu. Dans les premières et secondes manières, il se fait une grande révolution dans la nature. Il n'est donc pas possible que, pour peu que cela dure, on n'en ressente de grandes douleurs : comment le tempérament pourroit-il résister à des effets qui lui sont si contraires ? C'est donc alors avec violence que l'ame se dégage des liens du corps. Mais de la troisième manière, on ne ressent aucunes douleurs, ou l'on n'en ressent que de très-légères. Le tempérament se détruit lui-même d'une manière insensible. L'humide radical et la chaleur naturelle, les deux premiers principes de la vie, se consument peu à peu. A mesure que diminue cet humide radical, la chaleur diminue aussi ; et dès que l'un est consumé, l'autre s'éteint comme une lampe. C'est de cette manière que meurent presque tous ceux qui vivent de régime, à moins que ce ne soit de mort violente. Ils se préservent par la diète de tout ce qui pourroit détruire avec violence leur humide radical, ou étouffer leur chaleur naturelle. Rien ne les empêche donc de vivre, jusqu'à ce que ces deux premiers principes de la vie soient consumés. L'homme mourroit de la même manière, si Dieu cessoit de conserver l'un avec l'autre.

CHAPITRE VII.

La vie sobre donne de la vigueur aux sens, et par là même à l'âme.

LA vue s'affoiblit avec l'âge ; des humeurs superflues et des vapeurs malignes s'emparent des nerfs optiques, et ne permettent pas aux esprits d'y avoir un cours entièrement libre. La vie sobre prévient un tel inconvénient : on y remédie beaucoup par l'abstinence des choses trop grasses, des vins trop forts et trop fumeux (1), de cidre trop épais, ou de boissons composées d'herbes aromatiques.

La surdité ne vient aussi que d'une abondance de mauvaises humeurs. On y peut

(1) Il ne s'ensuit pas que le cidre soit plus sain, quand il est fait avec plus d'eau que ce qu'il en faut pour le faire ; l'expérience prouve le contraire. Cette épaisseur dépend de la disposition ou de la qualité du fruit. D'ailleurs, si on le trouve trop fort, on y peut mettre de l'eau, mais seulement quand on en veut boire.

remédier par le moyen de certaines médecines, à moins que le mal ne soit invétéré
et trop enraciné ; mais la vie sobre en est
le préservatif.

Le goût ne se gâte que lorsque son or-
gane est rempli d'humeurs, ou bilieuses,
ou acides, ou salées, et qui font que tout
ce qu'on prend, paroît ou amer ou acide
ou salé.

La diète fait trouver plus de goût, et même plus de plaisir aux alimens communs
et au pain sec, que les intempérans n'en
trouvent aux mets les plus délicats et les
mieux assaisonnés. Dès que l'on s'est purgé
de ces mauvaises humeurs qui gâtoient l'estomac, et qui causoient du dégoût, l'appétit
revient, et fait que l'on trouve dans les alimens le vrai goût et le vrai plaisir que l'on
doit y trouver. C'est par le même moyen
que l'on conserve les autres sens, et que
l'on rend le corps léger, agile, libre dans
toutes ses fonctions et dans tous ses mouvemens. La pesanteur, l'accablement, la
lenteur dans les opérations naturelles, ne
viennent que des humeurs qui s'emparent
des jointures, et les affoiblissent par excès.

On les évite par le moyen de la diète : il se fait une bonne digestion ; il s'en forme un sang pur, et par conséquent des esprits aussi purs que ce sang, et qui donnent au corps tout ce qu'il peut avoir de vigueur et d'agilité.

Ce n'est pas qu'un grand âge ne soit tout seul capable d'affoiblir la vigueur des sens, principalement de la vue et de l'ouïe ; il s'en faut peu même qu'il ne les détruise entièrement. La bonne constitution des organes, aussi-bien que des autres parties, se détruit peu à peu à mesure que l'humide radical et la chaleur naturelle se consument. Les sensations ne sont plus si vives, les conduits et les pores sont remplis d'une pituite froide, qui est un fort grand obstacle aux opérations de l'ame. Un grand âge rend sujet à quantité de crudités. La vieillesse n'est que froideur et sécheresse de tempérament, causées par l'épuisement de l'humide radical et de la chaleur naturelle, et nécessairement suivies d'une abondance de pituites froides répandues par tout le corps.

CHAPITRE VIII.

La vie sobre adoucit les passions.

LE second avantage de la vie sobre, par rapport à l'ame, est de réprimer et d'affoiblir ses inclinations ou ses passions. Cela seul ne rendroit-il pas cette manière de vivre estimable? Est-il rien de plus honteux que d'être l'esclave et le jouet de sa colère, de son intempérance, de toutes les saillies, de tous les emportemens de son imagination; que de se répandre avec une impétuosité aveugle dans une infâme crapule et dans d'autres excès encore bien plus infâmes? Est-il rien de plus indigne que des excès si contraires à la vertu, si nuisibles à la santé, et même si incompatibles avec l'honneur du monde? La vie sobre remédie aisément à ces maux : elle ôte une partie des humeurs qui les causent, et elle corrige l'autre. Les médecins, les philosophes et l'expérience nous apprennent tous les jours que les humeurs sont en partie la cause de telles passions.

Ceux qui sont trop chargés ou de bile ou d'humeurs bilieuses, sont ordinairement emportés et impétueux; ceux qui le sont d'humeurs mélancoliques, sont à la première occasion accablés de tristesse, ou saisis de crainte. Si ces humeurs s'enflamment dans le cerveau, elles causent la frénésie et la folie. S'il s'attache quelque humeur acide aux membranes de l'estomac, elle cause une faim continuelle, et fait que l'on dévore plutôt que l'on ne mange. Si le sang est trop abondant, ou trop bouillant, on en ressent d'une manière plus vive les pointes de la concupiscence, principalement à l'occasion des objets qui ne sont que trop capables de l'irriter. La raison en est que l'esprit est souvent la dupe de l'imagination; et les images qu'elle se forme, sont presque toujours conformes à la disposition du corps et aux humeurs qui y dominent. Les songes des bilieux sont de feux, d'incendies, de guerre, de meurtres; ceux des mélancoliques', de ténèbres, d'enterremens, de sépulcres, de spectres, de fuites, de fosses, de toutes choses tristes; ceux des pituiteux,

tuiteux, de lacs, de fleuves, d'inonda-
tions, de naufrages ; ceux des sanguins,
de vols d'oiseaux, de courses, de festins,
de concerts, de choses mêmes que l'on
n'ose nommer. Les songes ne sont que des
impressions de l'imagination, quand les
autres sens sont assoupis. L'imagination
représente d'ordinaire, même pendant
que l'on veille, des images qui ont rapport aux humeurs qui dominent, principalement à l'occasion du premier objet
qui se présente, avant que la raison règle
l'impression qu'il est capable de faire sur
l'ame. C'est donc l'excès de ces humeurs
qui cause tant de désordres. Comme la
bile est une humeur très-âcre et très-con-
traire à la nature, elle représente à l'imagination, comme quelque chose de préju-
diciable, quoi que ce soit qui puisse dé-
plaire dans les discours ou dans les actions
des autres ; et, comme cette humeur est ardente et impétueuse, l'impression qu'elle
fait est vive et forte : on veut repousser
promptement ce qui fait de la peine, et
s'en venger au plus tôt. L'humeur mélancolique est pesante, froide, sèche, assou-

pissante, acide, noire, de nature à resserrer le cœur : elle est cause que l'on se forme de tout des idées fâcheuses, tristes, sombres ; et comme ces qualités la rendent d'une nature contraire à la bile, elle n'inspire que la crainte, la fuite, la lenteur. La pituite est humide et froide ; c'est ce qui rend l'imagination tardive, languissante, sans vigueur, sans vivacité, sans gaieté. La bile rend donc un homme téméraire, audacieux, de mauvaise humeur, sujet à se fâcher de tout, querelleur, impétueux, toujours prêt à jurer, à faire des imprécations, à crier, à tempêter. C'est l'origine de tant de querelles, de batteries, de meurtres parmi les hommes. Ces désordres mêmes que l'on attribue à l'ivresse, ne viennent pour l'ordinaire que d'une bile dont le vin ne fait qu'augmenter et enflammer la fureur. La mélancolie rend les hommes tristes, pusillanimes, craintifs, ennemis de la société, rêveurs, sujets même au désespoir ; et comme la bile tant soit peu échauffée empêche l'esprit de juger sainement, la mélancolie envoie presque toujours des vapeurs noires au cœur et à la tête. La pituite rend les hommes lents, languissans, assoupis, craintifs, sujets à l'oubli, enfin peu propres aux grandes choses. Quoique cette humeur ne soit pas un si grand obstacle aux fonctions corporelles que la bile et la mélancolie, c'en est un des plus grands aux fonctions de l'ame. La froideur de cette humeur affoiblit la vigueur des esprits, et humecte par excès le cerveau et les conduits de ces mêmes esprits.

La vie sobre remédie à la plupart de ces maux ; elle diminue peu à peu les mauvaises humeurs : ce n'est pas que la nature principalement aidée de certains remèdes ne puisse beaucoup y contribuer. Enfin le tempérament du corps ne se rétablit que lorsque le sang est pur et tempéré. La vie sobre rend les hommes affables, doux, complaisans, de belle humeur, de bon commerce, modérés en toutes choses. Un suc naturellement doux rend les inclinations et les humeurs douces ; et un mauvais suc, tel que la bile et la mélancolie, principalement si elles sont trop abondantes, rend les mœurs et les

inclinations insupportables. Et ce qui mérite d'être remarqué, c'est que si les mauvaises humeurs irritent les passions et même les font naître, les passions à leur tour,
par une certaine convenance, enflamment
et fortifient ces mauvaises humeurs, qui,
enflammées et fortifiées, augmentent encore de nouveau et fortifient ces mêmes
passions. C'est ce qui paroît dans ceux en
qui la bile domine : dès que la moindre
chose, capable de les choquer, se présente à leur imagination remplie de vapeurs bileuses, ils s'emportent : le tempérament irrite les esprits et la bile : cette
bile irritée représente à leur imagination
d'une manière plus vive et plus forte l'injure qu'ils croient avoir reçue ; elle leur
paroît alors bien plus grande qu'auparavant, et par là cet emportement même
s'augmente et se fortifie. Aussi passe-t-on
quelquefois de la colère à la fureur, pour
peu que l'on s'entretienne de l'idée de cette
injure. Il ne faut donc point faire d'attention aux injures qu'on a reçues. Ce seroit
un bien pour le corps aussi-bien que pour
l'ame. L'humeur mélancolique ne seroit

toute seule que trop capable de faire imaginer des choses tristes. La tristesse resserre le cœur, souvent même elle pousse au désespoir et à de terribles extrémités.

CHAPITRE IX.

La vie sobre conserve la mémoire.

LE troisième avantage de la vie sobre, par rapport à l'ame, est de conserver la mémoire. L'humeur froide qui s'empare du cerveau, surtout lorsqu'on mène une vie intempérante, ou qu'on est avancé en âge, fait d'ordinaire beaucoup de tort à la mémoire. Cette humeur cause des obstructions dans les conduits les plus serrés des esprits ; elle assoupit ces esprits eux-mêmes. Les idées en sont plus lentes, plus languissantes, plus sujettes à s'évanouir. Souvent au milieu du discours elles s'évanouissent tellement, qu'on ne sait plus ce qu'on vient de dire ou de quoi l'on vient de parler ; on demande à la compagnie où l'on étoit. Le défaut de mémoire peut arriver de trois manières. Premièrement, lorsqu'une humeur pituiteuse intercepte tout-à-coup ce qu'elle trouve en son chemin d'esprits, dont l'imagination se sert pour toutes ses opérations ; car cette interception fait cesser l'idée de la chose conçue, et par conséquent en fait cesser le souvenir. Secondement, lorsque les idées ont été languissantes, et qu'on n'y a point réfléchi ; car l'idée de toute chose qui n'est point suivie de réflexion, ne peut laisser de vestige capable d'en conserver le souvenir. Troisièmement, le défaut de mémoire peut venir de la part des esprits. Quoique le vestige soit en quelque manière suffisant, il arrive souvent que les esprits sont ou épuisés, ou impurs, ou assoupis, ou trop vifs ; nous ne pouvons nous servir suffisamment de ce vestige, pour rappeler nos idées. Il arrive même quelquefois qu'on perd entièrement la mémoire, lorsqu'une trop grande quantité de pituite froide cause des obstructions dans les conduits du cerveau les plus étroits, en assoupit les esprits, humecte et refroidit par excès toute la substance du cerveau.

On peut aisément se préserver ou se guérir de tous ces maux par un genre de vie sobre et convenable ; mais il faut surtout s'abstenir de toute boisson trop forte et trop fumeuse, ou n'en prendre que très-peu. Quoique le vin soit naturellement chaud, cependant si l'on en boit souvent avec excès, il engendre des maladies froides, des fluxions, des toux, des rhumes, la goutte, l'apoplexie, la paralysie. La tête se remplit de vapeurs ; ces vapeurs s'y condensent en une pituite froide qui cause tous ces maux. Il faut s'abstenir même de tout aliment trop humide, et vivre, le plus qu'il se peut, de choses sèches de leur nature, si le tempérament est trop humide, pour prévenir ou dissiper les humeurs superflues et les obstructions qui en naissent, pour dégager les conduits des esprits, et rendre ces esprits plus subtils et plus propres aux opérations de l'ame (1). Le cerveau reprend par là son état naturel, et en devient plus propre lui-même

(1) Cela ne regarde que ceux qui sont d'un tempérament trop humide.

4

aux opérations de la mémoire et de l'imagination.

CHAPITRE X.

La sobriété donne de la vigueur à l'esprit.

LE quatrième avantage de la vie sobre est de donner de la vigueur à l'esprit pour ses opérations naturelles ou surnaturelles. Ceux qui vivent dans l'abstinence sont vigilans, circonspects, prévoyans, de bon conseil, d'un jugement droit. S'agit-il de sciences même les plus abstraites ? ils n'ont pas de peine à exceller. S'agit-il de prière, de méditation, de contemplation ? ils s'en acquittent sans répugnance, avec beaucoup de facilité et de plaisir. Quelque tempérans que fussent les anciens Pères, ils n'en étoient pas moins dans une continuelle vigueur d'esprit, ils n'en passoient pas moins les nuits entières dans la prière, dans la méditation des choses divines : et leur ame y trouvoit une si grande consolation, que dans ces momens de silence ils croyoient jouir de cette félicité qui les attendoit dans le céleste séjour; ils ne s'apercevoient point de la durée du temps. C'est principalement par la frugalité de leur vie qu'ils sont parvenus à une si parfaite santé. La vie sobre est la voie la plus sûre pour parvenir au comble de la sagesse et des vertus chrétiennes. On ne peut même, sans le secours de la sobriété, faire de grands progrès dans les sciences, ni à plus forte raison faire des découvertes, dont on puisse faire part à ses contemporains. La tempérance est donc avantageuse, et part rapport aux choses humaines, et par rapport aux choses divines. La sobriété, dit Cassien, est comme la base et le fondement de tous ces avantages. Tous les saints qui ont voulu bâtir la sublime tour de la perfection chrétienne, ont commencé par cette vertu.

Ceci ne laisse pas d'être vrai, quoique la foi soit le fondement de toutes les autres vertus, et par conséquent de tout édifice spirituel. La foi est bien le fondement intérieur, et le premier principe sur lequel

toutes les autres vertus sont immédiatement appuyées ; mais l'abstinence est le
fondement extérieur et qui sert à seconder
l'autre. Elle éloigne les obstacles qui s'op-
poseroient à l'usage de la foi et aux opérations de l'entendement ; et comme l'abstinence écarte ce qui les rend difficiles, dé-
sagréables, pénibles, elle leur donne lieu
en même temps d'être nettes, faciles,
agréables. Tout progrès spirituel dépend
premièrement de l'usage de l'esprit et de
la foi qui y réside. Nous ne pouvons ni aimer quelque bien que ce soit, ni haïr quelque mal que ce puisse être, que l'entendement ne nous le représente comme digne d'amour ou de haine. Ceux qui ont
reçu de Dieu le don de ne jamais perdre de vue les choses célestes et divines,
comme l'ont reçu les apôtres et plusieurs
hommes apostoliques, n'auront pas de
peine à mépriser toutes les choses terres-
tres ; à s'élever à un sublime degré de sainteté et de mérite, et enfin à obtenir dans
le Ciel la couronne de gloire. La volonté
se conforme sans peine au jugement de
l'intelligence, quand celle-ci lui propose

un objet, non en passant, mais d'une manière vive et continuelle. C'est ce qui fait
voir clairement que ce qui est un obstacle
aux opérations de l'esprit, qui les obscurcit, ou qui les rend difficiles, ou pénibles,
est cause, la plupart du temps, qu'on ne
parvient à la perfection, ni de la science,
ni de la piété, ni de la sainteté de vie; et
que ce qui rend les opérations de l'esprit
aisées, libres, nettes, agréables, rend l'homme propre à s'appliquer aisément et avec
plaisir aux choses spirituelles, et capable
d'atteindre à un degré éminent de sagesse
et de sainteté.

Si donc la sobriété facilite les actions de
l'esprit et les rend agréables, c'est avec raison qu'on la nomme le second fondement
de la sagesse et de tout progrès spirituel
(soit pour le sacré, soit pour le profane).
On a fait voir plus haut de quelle manière
cela se fait.

Quelles sont les choses qui empêchent
la spéculation, ou du moins qui la rendent difficile? Une trop grande humidité
de cerveau, une abondance de fumées et
de vapeurs noires, une obstruction des

organes, dont l'esprit même dépend dans quelques - unes de ses opérations ; une trop grande quantité de sang ou de bile trop recuite, qui envoie à la tête des vapeurs mélancoliques, qui s'emparent du cerveau. La vie sobre prévient tous ces inconvéniens ; elle les surmonte même et les corrige peu à peu avec le secours de quelques remèdes, s'il en est besoin, surtout dès le commencement et avant que le mal soit invétéré. Mais si la pituite et la mélancolie se sont emparées du cerveau, elles conduisent à la folie ou du moins à la stupidité. De tels maux sont incurables. La vie sobre nous rend propres à la spéculation ; comme le sang en est plus pur, les esprits en sont plus tempérés ; et si l'intempérance a rendu le cerveau trop humide, ou trop froid, ou trop sec, ou trop chaud, la diète le rétablit peu à peu dans l'état où il doit être.

Cet avantage de la vie sobre est extrêmement estimable. Qu'y a-t-il de plus à souhaiter pour un chrétien et principalement pour un religieux, que d'avoir dans l'âge, même le plus avancé, un esprit sain ;

que d'être de bonne humeur; que de se sentir dans une entière liberté pour toutes ses fonctions? Est-il rien de plus agréable et de plus avantageux à l'ame? Alors l'expérience d'un long âge fait connoître plus clairement que le monde n'a rien que de vain, de vil et de méprisable; nous en concevons plus de dégoût pour les choses de la terre et plus de goût pour celles du Ciel; nous ne perdons point de vue les choses à venir et celles qui peuvent survenir à chaque instant. Pour nous y préparer dignement, tout ce que nous avons de connoissances acquises depuis l'usage de la raison, nous est d'un grand secours, et nous en recueillons les plus agréables fruits. Après avoir calmé les passions de notre ame et leurs troubles, nous pourrons nous appliquer avec beaucoup de plaisir et de facilité à la prière, à la méditation des choses divines, à la lecture de l'Ecriture-Sainte et des Pères de l'Eglise; repasser continuellement quelque chose de pieux dans notre esprit; y rappeler, selon la coutume des saints Pères, quelques sentences émanées de la bouche de Dieu même; réciter dignement les prières canoniales ; offrir le saint sacrifice de nos autels avec beaucoup de respect et de piété. On ne sauroit dire avec quelle prodigieuse facilité, avec quel plaisir, avec quelle consolation d'esprit, ceux qui sont sobres ont coutume, nonobstant même leur grand âge, de s'acquitter de toutes ces fonctions, et de quel mérite elles sont pour le Ciel.

Tel est mon principal motif dans cet écrit. Je ne propose à ceux qui ont de la piété, et principalement aux religieux, les avantages d'un aussi grand bien que celui de vivre long-temps en santé, que comme un moyen de servir Dieu avec plus de facilité et de joie ; de se rendre l'esprit plus propre à recevoir les inspirations et les lumières divines, et de leur donner lieu par là de s'amasser de grands biens et de grands trésors spirituels. Qu'y a-t-il de plus inutile et de plus méprisable qu'une vie plus conforme au monde qu'à Dieu, et où l'on ne suit que la vanité, l'ambition et le plaisir ? Mais qu'y a-t-il au contraire de plus utile et de plus estimable, que de vivre long-temps, lorsqu'on ne vit que pour

Dieu ? La vie sobre a la vertu de rendre l'esprit et le corps propres à remplir leurs devoirs à l'égard de Dieu et du monde. Mais la piété qui consiste dans la seule envie de plaire à Dieu, doit être le principal motif de la sobriété. Le seul plaisir d'une vie aussi pure ne devroit-il pas suffire pour nous y engager, en attendant celui dont le prix est infini aussi-bien que la durée.

CHAPITRE XI.

La vie sobre émousse la pointe de la concupiscence, et en éteint même les feux.

Le cinquième avantage de la vie sobre, par rapport à l'ame, est de modérer l'impétuosité de la concupiscence, de surmonter les tentations de la chair, et de procurer un grand calme et à l'ame et au corps. C'est ce qui a fait dire à un certain auteur, que, *sans Cérès et sans Bacchus, Vénus ne fait que languir.* Tous ceux mêmes qui se sont signalés par leur sainteté, se sont servis de la tempérance comme d'un remède contre les atteintes de la concupiscence.

Après la grâce de Dieu, c'est le remède le plus efficace contre un tel mal. La sobriété en soustrait la matière, la cause mouvante et la cause excitante. Je nomme ici matière, l'abondance de celle dont les enfans sont formés dans le sein de leur mère ; cause mouvante, l'abondance des esprits qui mettent cette matière en mouvement ; et cause excitante, les images des choses que la pudeur ne permet pas de nommer. Ces images excitent premièrement l'ardeur de la concupiscence ; elles poussent aussitôt les esprits à mettre en mouvement ce qui en est la matière ; et cette impression devient si vive, que, si la volonté ne la réprime, le mal s'accomplit entièrement. Le principal combat que le chrétien ait à soutenir, surtout à la fleur de l'âge, et tant que la nature est encore dans toute sa vigueur, consiste à faire tous ses efforts pour vaincre cette concupiscence. La sobriété en soustrait donc la matière et la cause mouvante. S'il y a trop

de cette matière, dont on vient de parler, la vie sobre en diminue peu à peu la
quantité et la chaleur ; elle diminue de
même la chaleur et la quantité des esprits par une abstinence d'alimens trop
chauds et trop venteux, et de vin ou de
cidre trop fort, jusqu'à ce qu'on en soit
venu à une juste médiocrité. Et quand
cette matière et les esprits capables de la
mettre en mouvement sont tempérés, les
images dangereuses cessent d'elles-mêmes
de se présenter ; ou si elles se présentent
encore, nous les chassons aisément, à
moins que Dieu ne permette que le démon nous les suggère, afin de nous humi-
lier. Ceux qui vivent sobrement, sont la
plupart exempts de ces sortes d'imagina-
tions et de tentations, ou n'en sont que
fort rarement tourmentés. La sobriété les
empêche aisément de naître. Elle ne permet de manger ou de boire que ce qu'il
faut pour nourrir le corps. La quantité
des alimens ne doit pas se mesurer sur
l'appétit, qui n'est capable que de séduire, mais sur la raison qui ne considère là-

dessus que ce qui convient au corps et à l'esprit.

Si l'appétit n'est capable que de séduire, c'est pour les quatre raisons que nous avons exposées plus haut, et que nous pouvons réduire à deux. La première, c'est que pour la conservation de chaque animal en particulier, et même de toute son espèce, la nature a donné à l'homme l'appétit, et aux autres animaux l'instinct du boire et du manger. La raison apprend donc à ceux qui veulent vivre avec chasteté et exempts des aiguillons de la concupiscence, à ne suivre leur appétit qu'autant qu'il faut pour soutenir le corps. Si l'on s'en tient là précisément, il n'y aura point trop de cette matière dont on vient de parler, et encore moins d'aiguillon de la concupiscence. Cette matière est le superflu des alimens. Dès qu'on n'en prend donc que ce qu'il en faut pour la nourriture, il n'y a plus, ou presque plus de superflu. Ce qui prouve d'ailleurs qu'on n'est que trop souvent la dupe de son appétit, c'est qu'ordinairement on désire bien plus qu'il ne convient au soutien du corps et à la propagation de l'espèce. Ce désir vient d'une mauvaise disposition de l'estomac, comme dans la faim canine, et lorsqu'il s'est attaché aux membranes de l'estomac quelque humeur mélancolique, ou à cause des différentes manières d'assaisonner les viandes, qui continuellement réveillent le goût, et irritent l'intempérance par leur variété et par leur différente saveur. Tous ceux donc qui veulent mener une vie sobre et chaste, tous ceux mêmes qui ont soin de leur santé, ne peuvent éviter avec trop de soin une telle diversité de viandes et d'assaisonnemens ; c'est ce qu'enseignent tous les médecins, comme nous l'avons dit plus haut.

On peut voir clairement par tout ce que nous venons de dire, que, pour dompter la concupiscence, la vie sobre a beaucoup plus de force que les mortifications du corps, les cilices, les haires, les disciplines, le travail des mains. Ces choses ne nous mortifient que superficiellement ; elles ne vont point jusqu'à la cause du mal qui est caché au dedans. L'abstinence ramène le tempérament à une juste médiocrité. Ce qu'on vient de dire mérite bien qu'on y fasse quelque attention.

Nous avons traité jusqu'ici des avantages de la sobriété, et nous pourrions les prouver par tout ce que les saints Pères en ont dit. Mais pour abréger, je ne citerai à ce sujet que saint Chrysostôme. « Le
» jeûne, dit-il, nous rend en quelque
» manière tout spirituels, comme de pu-
» res intelligences ; il nous donne du mé-
» pris pour les choses présentes : c'est une
» école de prière. Il sert de nourriture à
» l'ame, de frein à la langue et aux lèvres,
» d'adoucissement à la concupiscence ; il
» apaise la colère ; il calme les fougues de
» la nature ; il réveille la raison ; il rend
» les idées nettes et vives ; il rend le corps
» dispos ; il préserve des illusions de la
» nuit ; il guérit les maux de tête ; il rend
» la vue claire et distincte. Ceux qui jeû-
» nent ont un air sage et grave, une lan-
» gue libre et dégagée ; ils pensent jus-
» te, etc. » Voyez encore ce que dit ailleurs ce même Père. On peut lire quantité de choses semblables dans saint Basile,

saint Ambroise, saint Cyprien, Surin, Grenade et plusieurs autres.

CHAPITRE XII.

La vie sobre n'a rien de fâcheux, et l'intempérance cause de grands maux.

MAIS, dira-t-on, c'est quelque chose de bien incommode qu'une telle frugalité de vie, qui oblige de rester toujours sur son appétit. Ne seroit-il pas plus avantageux de vivre moins long-temps, que de vivre d'une telle manière? et ne pourroit-on point appliquer à ceci cette repartie d'un homme qui ne vouloit pas qu'on lui coupât la jambe? *La vie,* dit-il, *n'est pas digne d'être achetée au prix d'une si grande douleur.*

Il faut convenir que d'abord on éprouve quelque peine en l'habitude contraire qu'on s'est formée, et qui a augmenté la capacité de l'estomac ; mais cette peine diminue peu à peu, et à la fin elle ne subsiste plus. Il ne faut pas passer tout d'un coup d'un excès à l'autre, mais retrancher chaque jour quelque chose jusqu'à ce qu'on en soit venu à une juste mesure, comme Hypocrate l'enseigne souvent. Par là l'estomac se resserre peu à peu et sans peine, et n'a plus cette avidité qu'il avoit auparavant. Dès que l'estomac est réduit à une juste capacité, il n'y a plus rien de fâcheux dans la vie sobre. Cette quantité, quelque juste qu'elle paroisse, répond parfaitement aux forces de cette capacité nouvelle. La plupart de ceux qui sont accoutumés à déjeûner, et qui ont de la peine à s'en passer au commencement du carême, s'en passent ensuite sans peine. Plusieurs mêmes se trouvent si bien de ne point déjeûner, qu'ils voudroient ne déjeûner jamais. D'autres éprouvent la même chose quand ils ne soupent pas. De même, pour peu qu'on ait l'habitude de s'abstenir de certains alimens, surtout peu salutaires, on s'en abstient sans peine, quelque goût même qu'on y eût auparavant. Il est donc faux qu'il y ait tant de peine à rester sur son appétit. Mais quand même cela seroit, ce qui cependant n'est pas, une telle peine ne seroit-elle pas assez dignement compensée ? La tempérance chasse les maladies ; elle rend le corps agile, sain, pur, exempt de toute mauvaise odeur. La vie sobre fait vivre long-temps ; elle rend le sommeil doux et tranquille ; elle fait trouver agréables les mets les plus communs ; elle donne de la vigueur aux sens et à la mémoire, de la pénétration et de la netteté à l'esprit ; elle le rend même capable de recevoir les lumières divines ; elle calme les passions ; elle bannit la colère et la tristesse ; elle abat l'impétuosité de la concupiscence ; elle remplit l'ame et le corps d'une infinité de biens ; elle produit même une sage gaieté ; enfin, une telle vertu est comme l'ame de toutes les autres.

L'intempérance au contraire fait acheter bien cher ce plaisir si court et si borné qu'elle cause dans le boire et le manger. Elle charge l'estomac ; elle cause une infinité de maux ; elle rend le corps sale, de mauvaise odeur, dégoûtant, plein de pituite et d'excrémens ; elle enflamme la concupiscence ; elle rend l'ame esclave des sens; elle affoiblit les sensations; elle altère la mémoire; elle rend les idées obscures; l'esprit et le cœur, pesans et peu propres, l'un aux sciences, l'autre à la prière. On en a sans doute et moins de lumières et moins de piété. Quelle étrange sorte de bien est-ce donc que ce qui cause tant de maux? Le plaisir de boire et de manger ne dure que quelques momens; on ne le ressent que pendant que l'on mange et que l'on boit, et pendant le moment seul où les alimens et la boisson passent dans l'estomac. Qu'un tel plaisir est de lui-même vil et méprisable! Il nous est commun avec les bêtes, et il ne flatte que quelques parties du corps, la langue, le palais, le gosier. C'est cependant pour un tel plaisir que l'on souffre tous les maux qui en sont une suite nécessaire. La seule crainte de se priver d'un plaisir si funeste fait toute la difficulté de vivre sobrement. S'il n'y avoit aucun plaisir à boire ou à manger, il n'y auroit aucune peine à n'y point passer les bornes du simple nécessaire. Ce plaisir, encore une fois, tout vil et tout borné qu'il est,

est

est le seul prétendu bien qui se trouve dans l'intempérance. Quelle indignité n'est - ce donc point à l'homme de se rendre l'esclave d'un si méprisable plaisir, et de l'acheter au prix même de sa santé !

Si les personnes sages, surtout les gens d'église et qui sont consacrés aux seules choses spirituelles et divines, examinent avec soin ce que l'on vient de dire, et qu'ils ne se contentent pas d'un examen stérile, il est impossible qu'ils ne trouvent plus de plaisir et de facilité à mener une vie sobre qu'une vie intempérante. Nous rougirons de la foiblesse que notre ame a eue de s'être rendue l'esclave des sens. Comment peut-elle s'assujettir à un si dur empire, et d'une manière si servile ? Comment ne pouvoir résister à des charmes aussi bornés que méprisables ? Qu'y a-t-il de plus insensé que de renoncer à tous les biens de l'esprit et du corps, que nous apporte la sainte sobriété, pour un aussi petit plaisir que celui du boire et du manger, et de s'exposer par là à toutes les incommodités et à tous les maux dont l'intempérance nous accable ? Misérable sort des mortels,

F

d'être sujets à quelque chose de si vain et de si frivole ; d'être sujets aux ténèbres d'un tel aveuglement et à de telles erreurs ; et que leur esprit soit le jouet d'un bien qui est aussi imaginaire, que ceux dont on ne jouit qu'en songe !

Nous nous contenterons de ce que nous venons de dire sur la sobriété, que nous avons regardée comme la voie la plus sûre et la plus aisée pour parvenir à la santé du corps et à la vigueur de l'esprit, pour les conserver même dans l'âge le plus avancé, et pour procurer à l'esprit et au corps les biens les plus grands et les plus convenables à chacun. Je prie Dieu très-ardemment de faire que cet écrit leur soit salutaire. Je le finis par ce passage de saint Paul : « Mes » frères, soyez sobres et vigilans ; parce » que le diable, votre ennemi, tourne » sans cesse autour de vous, comme un » lion rugissant. Il ne cherche qu'à vous » dévorer ; fortifiez-vous dans la foi, pour » pouvoir lui résister. » La vie sobre est donc d'un grand secours, non-seulement pour surmonter tous les vices, mais en-

core pour s'élever au comble de toutes les
vertus (1).

CHAPITRE XIII.

*Autres passages de certains auteurs qui
ont saintement écrit sur la tempérance.*

LE contemplatif Surin, dans son Caté-
chisme spirituel, dit : « Que le sentiment
» de tous les saints est, qu'on ne devien-
» dra jamais spirituel, si l'on n'use d'une
» grande réserve, pour éviter non-seule-
» ment les excès de la gourmandise, mais
» encore un autre dérèglement moins
» grossier, qui consiste à contenter son
» appétit, et à donner à son corps tout ce
» qu'il souhaite, sans aller au delà des
» bornes de la tempérance. On remarque
» que les personnes vertueuses aiment
» l'abstinence, et qu'elles ont pour pra-
» tique de refuser toujours quelque chose

____

(1) Ici finit le Traité de Lessius.

2

» à leur appétit. Ceux qui ne se modèrent
» pas assez dans les repas, et qui ne re-
» tranchent au désir de manger que ce
» qui peut nuire à la santé, se donne-
» ront beaucoup de peine pour acquérir
» peu de vertu, parce qu'il faut mortifier
» le corps pour en détruire les vices, et lui
» refuser ce qu'il demande pour n'en être
» pas dominé. Il y a des personnes qui
» s'accoutument à manger presqu'à tou-
» tes les heures du jour; il est bien diffi-
» cile qu'elles puissent prétendre à la dé-
» votion. Il faut dans les repas réglés pren-
» dre ce qui est nécessaire et convenable,
» et s'en tenir là. Un chrétien ne doit ja-
» mais oublier que le riche de l'Evangile
» est blâmé particulièrement de ce qu'il
» faisoit tous les jours des festins, et qu'il
» traitoit trop bien son corps. Il faut donc
» qu'un homme se mortifie, en se reposant
» de ce qu'on doit servir à table, sur ceux
» à qui il en a donné le soin, sans trop
» s'informer des mets qu'on doit lui pré-
» senter, et sans se plaindre lorsqu'on lui
» en sert quelqu'un qui n'est pas de son
» goût. Par ce moyen il mettra en prati-

» que ce qu'enseigne le livre de l'Imita-
» tion de Jésus-Christ, qui dit : Domptez
» l'intempérance de la bouche, et vous
» n'aurez plus de peine ensuite à domp-
» ter les autres vices. »

Selon saint Jean Climaque, « celui de
» la bouche est le plus grand de tous, le
» capitaine de nos ennemis, la porte des
» vices, la chute d'Adam, la perte d'Esaü,
» la mort des Israélites, le déshonneur de
» Noë, la destruction de Gomorrhe, le
» crime de Loth, la ruine des enfans
» d'Héli, le guide et le précurseur de tou-
» tes les impuretés. » Tel est ce vice : il est
la cause de tous les désastres et de tous les
malheurs. Mais l'abstinence, dit Louis de
Grenade, tranche tout d'un coup la tête à
cette hydre dévorante, qui produit tant de
désordres et de ravages. Voilà donc un remède général et efficace contre toutes sortes de vices, contre toutes les tentations
du malin esprit, contre l'amour-propre,
et contre la convoitise de l'argent. Non-
seulement la sobriété nous est très-utile
et très-avantageuse pour surmonter tous
nos vices, mais encore elle nous aide sin-

gulièrement à acquérir toutes les vertus.
« Inutilement, dit Cassien, s'efforce-t-on
» d'obtenir les vertus, si l'on n'acquiert
» premièrement l'abstinence qui fraie le
» chemin à toutes les autres. » Au rapport de l'illustre Lessius, tous les saints
qui ont voulu bâtir la sublime tour de la
perfection, ont commencé par la sobriété.
Aussi quels avantages n'ont-ils pas attri-
bués à cette aimable mère des vertus, que
plusieurs nomment privation, et plus souvent jeûne. « Le jeûne, dit saint Jean Cli-
» maque, est une violence qu'on fait à la
» nature ; c'est le retranchement de tous
» les plaisirs du goût, la mortification des
» aiguillons de la chair, le rasoir des mau-
» vaises pensées ; il délivre des songes,
» purifie l'oraison, éclaire l'ame, con-
» serve l'esprit, et met en fuite l'aveu-
» glement ; il donne entrée à la com-
» ponction, aux humbles soupirs, à une
» joyeuse contrition ; il étouffe le vice
» de la langue ; il est la source du repos,
» la garde de l'obéissance, le modérateur
» du sommeil, la santé du corps, la cause

» de la tranquillité, la rémission des pé-
» chés et les délices du paradis. »

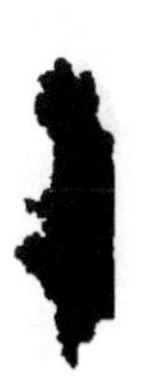

Saint Augustin nous apprend que « le
» jeûne purge l'ame, qu'il élève les sens,
» qu'il soumet la chair à l'esprit, qu'il
» rend le cœur contrit et humilié, auquel
» Dieu ne refuse rien ; qu'il dissipe les
» nuages de la concupiscence ; qu'il éteint
» le feu de la luxure, et embrase le flam-
» beau de la chasteté. L'homme qui jeû-
» ne, évite les conversations inutiles, mé-
» prise les richesses, rejète l'orgueil, ché-
» rit l'humilité, et acquiert la connois-
» sance de lui-même. »

Après ce saint et incomparable doc-
teur écoutez enfin celui qui par sa riche
éloquence a mérité d'être surnommé
Chrysologue. Saint Pierre Chrysologue dit
« que le jeûne est la mort des vices et
» le secours des vertus ; il est la paix du
» corps, l'honneur des membres, l'orne-
» ment de la vie, la force des esprits et la
» vigueur des ames. Le jeûne est le con-
» tre-mur de la chasteté, le boulevart de
» l'honnêteté, le donjon, le sommet de
» la sainteté, l'école du mérite, le maître

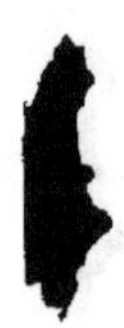

» des maîtres et la science des sciences. »
J'ajoute : le soleil de l'esprit, le bonheur
de la mémoire, l'ardeur de l'amour, la
pureté de la raison et de son jugement,
la richesse des facultés humaines, l'em-
bonpoint de l'ame, la santé du corps, la
perfection de l'homme, l'amitié de Dieu,
l'œil favorable de sa miséricorde, le pri-
vilége de ses faveurs ou le comble de ses
grâces, l'habitation de la divinité en nous,
les délices de son paradis, la possession de
son amour, la communication de ses amabilités, l'appel des anges auprès de nous,
la boussole de la sagesse, le rendez-vous
des saints, l'union avec Jésus-Christ ; enfin, le mélauge et la communion du Ciel
et de la terre : tant est riche et heureuse
l'incomparable vertu qu'on nomme sobriété.

OBSERVATION.

Comme la foi s'est malheureusement
affoiblie, de telle sorte que la plupart des
hommes ne veulent croire que ce qu'ils
comprennent, du moins jusqu'à un certain point, il seroit bon, à l'exemple du

charitable Louis de Grenade, de leur mettre sous les yeux des motifs humains, intelligibles à la raison et capables de les intéresser d'une manière sensible, afin de les porter plus efficacement à aimer et à rechercher ce qui peut les conduire à la vertu et à la vraie sagesse. C'est ce que j'essayerai de faire dans les chapitres suivans.

Il faut encore remarquer que si la sobriété n'est ni difficile ni fâcheuse en elle-même, elle l'est beaucoup par rapport à l'habitude contraire ; mais, si à force de longues et profondes réflexions l'on venoit à bout d'être bien pénétré des avantages de cette vertu, l'on souffriroit des cautères de feu plutôt que de pécher contre la sobriété, dit le savant et pieux Louis de Grenade. Si l'homme savoit précisément ce qu'il doit souffrir pour se sauver, il s'y résoudroit et se sauveroit à quelque prix que ce fût : qu'il étudie donc tous les jours les violences des saints.

CHAPITRE XIV.

Comment une nourriture trop abondante et trop fréquente peut - elle nuire à la santé de l'homme ?

C'EST le propre de la nature d'agir avec lenteur. Considérez les plantes et les animaux, de quelque espèce et de quelque genre qu'ils soient, et vous vous persuaderez qu'ils poussent et croissent avec autant de lenteur, que s'ils s'étudioient, pour ainsi dire, à se perfectionner. Pendant un beau jour du printemps, fixez votre attention sur tel arbre que vous voudrez : vous trouverez qu'il profite et pousse avec un mouvement si mesuré, si réservé, si précautionné, que l'œil ne l'aperçoit pas, et que le temps seul, avec le jugement de la raison, peut nous faire remarquer son accroissement ; observez un animal dans sa jeunesse : il grandit sous vos yeux d'une manière imperceptible et tout insensiblement ; enfin, contemplez à loisir le chef-

d'œuvre du Créateur, l'homme depuis peu
au monde : ses membres se forment et se
fortifient si lentement, qu'il leur faut,
pour ainsi dire, la quatrième partie d'un
siècle pour parvenir à leur perfection. Ce
n'est pas tout d'un coup que se changent
les alimens qui sont introduits dans son
estomac. Ils sont d'eux-mêmes froids,
inanimés, et par conséquent opposés à la
chaleur et à la vie de notre corps. Il faut
donc que celles-ci luttent et combattent un
certain temps contre la paresse et l'inertie
de ceux-là, pour les surmonter, les échauffer, les vivifier, les animer, faire une substance vivante de celle qui ne l'est pas encore, et d'une nourriture sans vie en faire
un chyle et un sang vitaux; mais si le pain,
la viande, le vin, le potage, et différentes
sortes de vivres, sont trop abondans, trop
copieux, et pris trop souvent, notre chaleur naturelle ne peut les convertir et les
échauffer ni suffisamment, ni assez promptement. Ils demeurent long-temps matière
de corruption, et contractent dans la suite
un levain d'aigreur et de pourriture ; de
sorte que, comme ils se succèdent trop

fréquemment, cette disposition maligne et funeste reste et séjourne toujours au fond de l'estomac : car les premiers alimens n'ont pas disparu tout-à-fait, que d'autres viennent se pourrir encore avec ceux-là, et se répandre ainsi dans notre corps, comme des eaux bourbeuses qui s'insinuent dans une éponge, et la remplissent de crasse et de fange. Ces pernicieux procédés se continuent et se renouvellent tous les jours, toutes les semaines, les mois, les années, une partie même de la vie ; et à force de s'entasser et de se coaguler, il s'en forme un si grand fonds de pourriture dans l'intérieur de l'homme, qu'à la fin tous ses membres ne sont qu'une disposition de fièvres, de maladies et de mort, et tout cela même sans grande douleur : mais à la première occasion qui nous apporte trop de froid, de chaleur, de travail, de fatigue, ou tout autre excès, les matières étrangères dans le sang ou dans la chair se mettent en mouvement comme la bourbe d'une eau agitée, troublent toute l'harmonie et le bon ordre de notre corps, s'irritent, s'enflamment, et nous voilà malades.

lades. Nous accusons de suite les excès et les imprudences qui ont précédé immédiatement ; mais hélas ! ils n'en sont que les causes extérieures , tandis que nous ne connoissons pas la cause intérieure et principale, l'intempérance qui, à la longue, a ruiné les esprits vitaux, pour y substituer des crudités fâcheuses en fouettant le sang, et en précipitant les opérations de la nature par des digestions continuellement imparfaites. Avide et impatiente de manger, au lieu de mettre un juste intervalle entre les repas, pour donner aux mets le temps de se bien transformer ensuite en chyle et en sang, cette passion vorace et déréglée ne se met point en peine de les déranger et de les troubler au moment même de leurs plus intéressantes fonctions ; c'est-à-dire, au moment qu'ils se digèrent ou qu'ils se disposent à s'animer et à devenir chair. Ce merveilleux et admirable ouvrage ne peut s'opérer qu'à la longue et insensiblement, comme il en est du progrès de tous les animaux et de tous les végétaux. Si la masse d'alimens que contient l'estomac devenoit tout d'un coup

chair et s'identifioit de suite avec nous-
mêmes, ne seroit - ce pas un miracle,
comme celui d'un enfant qui soudain
deviendroit un homme parfaitement formé? Il faut donc convenir que notre nourriture ne se change en nous-mêmes que
lentement et à force de temps : de sorte
que plus nous différons d'un repas à l'autre, plus les alimens ont le loisir de se
bien changer et de devenir sang, chair,
os, nerfs, membres, d'une manière plus
ou moins réelle, solide et ferme, selon
qu'il y a plus ou moins de distance entre
les repas, ou plus ou moins de nourriture
à chaque réfection ; car il est clair et certain qu'une petite quantité est plus tôt di-
gérée qu'une grande, et notre chaleur ani-
me plutôt deux que quatre livres de matière alimentaire. Cependant elle ne le fera
jamais dans un moment et subitement,
quelque petite qu'en soit la quantité. A
plus forte raison, si celle-ci est grande,
copieuse et excessive, ou si l'homme ne
se donne point ou très - peu de mouvement, sous prétexte de dévotion, ou de
paresse, ou à raison de son état, ou enfin

pour quelque autre motif que ce soit. Car l'exercice du corps, pris modérément, hâte et favorise grandement la digestion, à cause du mouvement qu'il procure, et de la chaleur qu'il apporte et qu'il augmente ; tout comme rien n'y est un si grand obstacle, que de trop longues et trop sérieuses réflexions. En conséquence, on peut dire, dans un sens moral, que plus on travaille du corps, plus grande et plus fréquente peut être la quantité des mets ; car l'Esprit saint nous enseigne dans l'Ecriture (1), que celui qui mène une vie active jouit d'un doux repos, soit qu'il mange beaucoup, soit qu'il mange peu. Et par une raison contraire, plus on travaille de l'esprit, moins souvent et moins copieusement il faut se nourrir. Voilà pourquoi l'Apôtre dit avec ses commentateurs : Que celui qui ne travaille pas du corps, ne mange pas non plus ; ou plutôt textuellement : « Que celui qui ne veut » point travailler, ne doit point man- » ger. »(2) *Si quis non vult operari, nec*

(1) Eccl. v. 11.
(2) 2 Thess.

manducet. Parce que dans les travaux du corps toute notre composition physique ou corporelle est agitée, froissée et consumée plus ou moins, selon que le travail est plus ou moins long et ardent ; mais il n'en est pas ainsi des travaux spirituels. Plus l'esprit travaille, plus il se fortifie, il est vrai, mais aux dépens du corps qu'il fait croupir et languir dans une inaction qui l'affoiblit. De là vient que les personnes qui font de longues et profondes réflexions, finissent ordinairement par être blêmes et pâles ; parce que, pour être libres de penser ainsi, elles ont grand soin de peu s'agiter et se dissiper. C'est pour cela que les humeurs et le sang, ne s'avançant que foiblement ou fort peu vers la superficie et l'extérieur du corps, le laissent sans couleur par la suite des années et du temps. C'est ce qu'on aperçoit évidemment sur la figure des personnes religieuses, qui passent leur vie dans des méditations soutenues et continuelles, surtout si elles sont excessives. Il est vrai qu'il y a deux sortes de pâleurs, l'une blanchâtre, et l'autre jaunâtre : celle-ci d'ordinaire vient d'une abondance de nourriture et d'un trop grand fonds de bile qui produit quelquefois la jaunisse; celle-là vient ordinairement du défaut d'exercices corporels, des longues abstinences, et enfin des réflexions sérieuses et non interrompues, qui, accompagnées d'une sobriété persévérante, font les grands esprits et les vrais sages. Il ne faut donc pas qu'elle étonne les ames généreuses, puisqu'elle en fait des héros chrétiens et selon Dieu. Elle est le fruit d'une chaîne de mortifications et d'une foule de privations, qui, affoiblissant l'homme à l'extérieur, le rendent fort à l'intérieur; qui, le ruinant en apparence, ne laissent pas de le mener bien loin dans la carrière de la vie la plus longue; et qni enfin, le rendant méprisable aux yeux superficiels des mondains sensuels et irréfléchis, le font admirer et estimer des vrais penseurs de la terre et du Ciel, des anges et de Dieu même. Quels bienheureux sacrifices ! quelle générosité merveilleuse ! Mépriser tout, biens, honneurs, plaisirs, jusqu'à son corps ! Mais en revanche avoir l'amitié de Dieu et de la cour céleste ! quel

échange sublime ! quel gain, quel profit
ineffable !

CHAPITRE XV.

D'où vient que la sobriété répugne aux hommes ?

La philosophie nous apprend qu'on ne
désire point ce qu'on ne connoît pas ; et
saint Bernard nous enseigne que le cœur
de l'homme s'attache aux choses qu'il fréquente : mais bien loin de faire de longues
et fréquentes méditations sur les avantages qui résultent de la mortification, et
surtout de celle de la bouche, on n'y pense
presque jamais ; et la première fois qu'on
nous met sous les yeux la sainte rigueur du
renoncement à notre appétit toujours re-
naissant, nous sommes tout étonnés, et
nous nous figurons tristement qu'il n'y
aura plus de plaisir pour nous, plus de
douceur, plus d'agrément pour la vie ;
qu'il faudra vivre seuls séparés du reste
des hommes, ou être toujours en butte et

en contradiction avec eux ; que plus on
exerce cette sévérité et cette réserve, plus
s'augmente le désir de manger ; et qu'enfin on aura à lutter toujours contre la faim,
toujours contre ceux qui nous environ-
nent, toujours contre l'appétit qui murmure sans cesse, et qui renaît à tout moment. Mais, de grâce, Dieu tout-puis-
sant ! faites que nous ne soyons point dé-
concertés au premier abord ; mais qu'au
contraire nous examinions sérieusement
et long-temps les grands et merveilleux
avantages de la sobriété ; et par dessus
tout, grand Dieu ! faites que nous essayions
une bonne fois d'être sévères contre nous-
mêmes ; que nous le soyons assez de temps
pour dissiper les tristes effets de l'intempérance, afin de venir à bout d'éprouver ceux
d'une vie sobre et réglée. Ne jeûner qu'un
matin, et se contenter à midi ou le soir ;
vivre en abstinence pendant un jour ou
deux, des semaines ou des mois, et même
des années, pour se contenter et se satisfaire ensuite avec plus de plaisir, et en
abandonnant les règles de la foi : c'est bâtir pour démolir ; c'est essayer de sortir de

la fange, pour s'y abattre de nouveau ;
c'est ressembler à une lumière qui se ra-
nime et qui s'éteint ; c'est éprouver les
douleurs d'une fièvre intermittente ; c'est
ressentir tout ce qu'il y a de plus pénible à vivre de la grâce ; c'est éprouver
les extrémités accablantes d'une longue et
cruelle agonie ; c'est pendant long-temps
être serré entre la vie vie et mort. Quelles
noires vicissitudes ! quel supplice inexpri-
mable ! Si les médecins exigent six mois
ou un an de constance, pour purifier le
sang et la nature, ou pour changer un
tempérament par le moyen de la diète et
du régime ; et si de la disposition du corps
et de la santé dépend beaucoup celle de
l'ame et du salut, quelle persévérance et
quelle constance inébranlables, ne de-
vrions - nous pas avoir pour jeûner , et
nous mortifier à table ? Il est certain que
plus notre sobriété seroit longue et sou-
tenue, plus notre ame deviendroit belle et
brillante. Il ne faut pas cependant s'étonner de la lenteur de la grâce ; car non-seulement elle ne manque pas de nous prévenir, mais si nous lui sommes fidèles, elle

nous aide incessamment, et vient à bout d'affoiblir et de surmonter nos passions. Dans trois jours, dit saint Augustin, la peste meurt, c'est-à-dire, qu'en trois jours la force de l'habitude commence à se ralentir : *Triduò moritur pestis* ; et si avec le secours du Ciel et de la violence sur soi-même, l'on persévéroit encore, on ressentiroit déjà une joie et un contentement qui rejailliroient jusqu'à l'extérieur : la foiblesse, qui dès lors se dissiperoit de plus en plus, feroit place à une belle vigueur ; à un découragement, qui s'évanouiroit peu à peu, succéderoit une douce confiance : plus d'abattement, plus de noirceur, plus de méfiance, plus de trouble, plus d'inquiétude, plus de tristesse, plus d'amertume. Ce qui nous avoit paru jusque là très-révoltant, très-difficile et même impossible, nous seroit alors aisé et facile, agréable et attrayant, consolant et délicieux : nous serions surpris et étonnés d'avoir pu aimer ce qui ne méritoit que notre haine ; de n'avoir pas chéri ce qui étoit digne de tout notre amour ; d'avoir recherché ce qui de toutes les façons faisoit notre perte, notre malheur, et qui tendoit à la ruine du corps et de l'ame, et à la destruction de tout nous-mêmes pour cette vie et pour l'autre. Malheureux d'avoir été si aveugles et si inconstans ! d'avoir été si lâches, si peu courageux, si peu généreux ! un bien, un trésor immense ! en avoir été privé si long-temps ! une source si féconde en vertus et en bonheur, n'y avoir pas puisé plus tôt ! Languir si long-temps dans une torpeur si honteuse, si déshonorante, si infâme ! Crapule, que fais-tu des hommes ? Tu les tiens enfoncés dans une bourbe affreuse et accablante, eux qui étoient faits pour être purs et glorieux, eux qui étoient créés pour habiter dans les délices, dans les agrémens et les amabilités de l'innocence ! Tu les as précipités dans la fange hideuse de l'iniquité ! L'orgueil, il est vrai, n'y a pris que trop de part ; mais cette exception faite, nul autre crime ne ravala les hommes de leur dignité angélique, nul autre crime ne les séduisit dans le principe, et ne les séduit encore. Tu es la première, funeste intempérance, à leur porter le coup fatal ; à les flatter, à les amadouer, à les caresser, à les chatouiller par les plaisirs trompeurs du boire et du manger. Tu les offusques par tes charmes apparens ; tu les assoupis par tes délices séduisantes ; tu les mènes ensuite à ton gré de crimes en crimes, et il n'en est presque aucun que tu ne leur fasse commettre au prix de leurs corps et de leurs âmes. Epouvantable boucherie des hommes qui ne te connoissent qu'à force de réflexions ! Quand apprendront-ils à te connoître ? quand songeront-ils à se défier de toi ? jusqu'à quand se rendront-ils sottement à tes séductions ? jusqu'à quand oublieront-ils que tu fus la ruine des Israélites, des Romains, des chrétiens, de tous les hommes et de tous les peuples qui eurent le malheur de se livrer à toi ? Mort du corps et de l'ame ! voilà ton ouvrage ; depuis Adam jusqu'à nous, tu redoubles incessamment ta fureur infernale ! O hommes ! un peu d'attention, je vous en conjure ! Les moutons vont à la boucherie sans frémir ; mais vous, mortels, êtres pleins d'intelligence et de conception, vous iriez aux excès du boire et du manger, sans être glacés d'effroi ! O prodige de folie ! ruiner tout, fortune et honneur, raison et santé, corps et ame ! voilà la diabolique intempérance !!! Après cela, pourra-t-on hésiter et balancer à prendre pour son partage la sainte et bienfaisante sobriété ? Ah ! il n'y a que notre misérable foiblesse qui puisse nous retarder et s'opposer à notre volonté bien déterminée à mener une vie sobre et réglée ! Mais pour remédier à ce mal, la ferveur et la prière feront notre partage : c'est une grâce que le Ciel voudra bien nous accorder.

Ainsi soit-il.

CHAPITRE XVI.

Combat de celui qui connoît et qui recherche les avantages de la sobriété.

Nous sommes tous composés d'un corps et d'une ame : nous avons donc des devoirs à remplir envers l'un et envers l'autre ; principalement si de la disposition de l'un dépend celle de l'autre. Or, il est constant qu'il en est ainsi : car l'homme étant né pour travailler, comme l'oiseau pour voler, son corps se met assez aisément en exercice, s'il est en bonne disposition de force et de vigueur ; et son ame ne manque pas d'y prendre part, et d'agir avec plus ou moins de liberté, selon que ses puissances intellectuelles sont plus ou moins favorisées par la bonne ou mauvaise disposition de celui - là. Le corps donc doit être préparé et façonné par l'abstinence, de manière à laisser prospérer l'ame, qui vaut beaucoup plus que lui, et qui est infiniment plus précieuse. En conséquence, il faut qu'il cède et qu'il donne du sien : cela lui est fâcheux et mortifiant, à raison de la vie et de la sensibilité qu'il reçoit de l'ame, par le moyen de l'union qui existe entre eux ; mais qu'importe ? les plaisirs des sens doivent être sacrifiés au bonheur de l'esprit immortel : la raison et la foi en font un devoir indispensable. Le principal plaisir, celui de la bouche, doit être immolé le premier et par préférence ; mais la difficulté consiste à pratiquer ces privations salutaires, surtout

pour ceux qui en ayant connu les avantages, voudroient tout de bon les avoir et les
ressentir, à quelque prix que ce fût. Pour
eux alors s'élèvent de grandes difficultés,
soit du côté du démon, qui redouble ses
efforts ; soit du côté de la passion, qui se
fait sentir plus vivement ; soit enfin du côté des hommes, qui multiplient leurs railleries et leurs contradictions importunes.

Premièrement, du côté du démon : car
il tâche de nous représenter fort pathéti-
quement qu'il n'y aura plus de plaisir à
vivre, qu'il nous faudra être toujours ennemis de nous-mêmes, toujours lutter,
toujours combattre ; que nous n'aurons
jamais plus de repos, jamais plus de satisfaction : être si long-temps sans manger, et ne pouvoir pas se contenter une
seule fois, quel triste sort ! qu'il est dur !
qu'il est pénible ! il n'y a pas moyen d'embrasser ce parti ; toute la vie ne seroit qu'a-
mertume et misère , etc., etc. Il a grand
soin de montrer et d'exagérer ce qu'il y a
de dur et de pénible dans la sobriété , et
il en cache habilement la possibilité et la

facilité, ainsi que tous les avantages qui s'y trouvent.

Secondement, du côté de la passion : car ces nouveaux prosélytes, ces nouveaux abstinens, ayant accoutumé d'accorder à leur estomac et à leur corps ce qu'ils désiroient, un grand vide, de grandes foiblesses dans tous les membres, pour ne pas dire d'autres inconvéniens, ne manquent pas de les importuner ; ajoutez à cela un grand appétit et un grand désir de manger exagérés par les idées qu'ils se font, surtout quand ils ne sont pas si fortement et si sérieusement occupés, qu'ils n'aient pas même le temps d'y penser. Mais alors cette ardente activité ne semble-t-elle pas elle-même impossible pour eux qui ne se sentent déjà que trop foibles et trop abattus par la longueur et l'austérité du jeûne ? Si l'occasion de manger se présente, nouveaux efforts, nouvelles difficultés, doubles combats excités par la faim et la présence des alimens : on veut, et on ne veut pas ; on s'y décide, on s'y refuse ; une sorte de besoin commande, le jugement de la raison s'y oppose : différera-t-on ?

portera-t-on plus loin la sévérité de l'abstinence ? oui, non ; que sais-je ce qui se passe dans celui qui veut remporter la victoire ? il éprouve les agitations les plus diverses et les plus violentes.

Troisièmement enfin, du côté des hommes : on apercevra, on remarquera cette singulière abstinence. Que dira-t-on ? que pensera-t-on ? Si long-temps sans manger, et prendre encore si peu ? quelle prétention ! quelle folie ! quelle imbécilité ! Sacrifier son corps, sa santé, s'affoiblir, se ruiner, se détruire soi-même, vouloir faire plus qu'on ne peut, être ennemi de sa propre personne, lui refuser le nécessaire, renoncer à ses véritables besoins, être le bourreau de soi-même, se consumer volontairement, quelle folie encore une fois ! quelle extravagance ! Peut-on vivre sans manger ? l'a-t-on jamais vu ? Faites donc comme les autres, mangez bien ; je mange bien, moi, et je suis fort, vigoureux, robuste, bien portant, je ne suis jamais malade : voilà le langage du monde ; il est gaillard et hautain, il triomphe à belle apparence, et tâche d'intimider les nouveaux jeûneurs. Tandis que ceux-ci ont toutes les peines du monde pour surmonter le respect humain, pour se contenir à table, les autres, au lieu de les encourager à une sainte réserve, font leur possible pour les engager à faire ce qu'ils ne peuvent pas même s'empêcher de faire; font leur possible pour les porter à se satisfaire, eux qui ne peuvent pas même s'en empêcher; leur possible pour les porter à se livrer au plaisir de la bouche, eux qui ne peuvent y résister assez; leur possible pour les inviter à dépasser les justes bornes de la tempérance, eux qui ne peuvent s'y arrêter qu'avec bien de la peine; leur possible pour leur faire oublier leurs salutaires résolutions, eux qui n'y sont que trop sujets malgré eux-mêmes; quelles oppositions funestes! quelles pénibles contradictions! vouloir à toute force faire le bien, et se voir arrêté par les oppositions les plus fortes! ne pouvoir pas même s'empêcher de faire le mal, et s'y voir poussé roudement et cavalièrement! quel ennemi mortel! quel combat douloureux! quelle affreuse mésintelligence !!! Mais courage, nouveaux athlètes, invoquez le Dieu des armées. Devant lui et à ses pieds, reconnoissez enfin votre foiblesse et votre impuissance. Combien de fois n'en avezvous pas été la victime ! Combien de fois n'avez-vous pas eu lieu de vous repentir de vos chutes et rechutes ! Combien de fois ne vous êtes-vous pas contentés jusqu'à commettre quelque excès criminel ! Combien de fois vous êtes-vous assoupis par une excessive nourriture ! Combien de fois en avez-vous perdu l'amour de la réflexion, l'esprit de la prière et la ferveur de la dévotion ! Combien de fois, enfin, avez-vous commencé vos repas par un pur besoin, et malheureusement fini par une coupable sensualité ! Que de repentirs ! que de résolutions ! que de nouvelles violences ! que de fautes sans fin ! que de projets de sobriété ! que de renversemens malheureux !!! Mais enfin, grand Dieu ! un peu de constance et de fermeté. De grâce, préservez-nous des rechutes, des excès; faites que nous soyons toujours tempérans, toujours vigilans, toujours ardens et jamais relâchés; que nous n'ayons jamais plus de froideur ; que nous soyons toujours pleins d'amour : jamais, jamais plus de crapule ; toujours la sobriété ; jamais l'intempérance. O sainte mère des vertus ! sobriété, vous serez enfin notre guide et notre compagne fidèle ; vous nous conduirez dans le brillant palais de la sagesse ; vous nous y nourrirez de vos délices vivifiantes ; vous nous y ferez goûter les charmes d'un paradis anticipé ; vous nous rendrez l'esprit lumineux comme le soleil ; vous ferez de nos cœurs d'ardens foyers d'amour ; vous enflammerez tout nous-mêmes ; et par les mérites de l'abstinence de Jésus-Christ, tout en nous sera feu et flamme pendant le temps et l'éternité.

Ainsi soit-il. Ainsi soit-il.

CHAPITRE XVII.

De quelles raisons s'arment les intempé-
rans contre la merveilleuse sobriété.

Ils agissent principalement par amour-
propre, par lâcheté et par jalousie.

1.º Par amour-propre : la sagesse dans
un sens est aimée et estimée de tous les hommes ; mais comme ils ne se voient pas sages vis-à-vis de celui qui est sobre, ils sont
bien persuadés qu'ils ne sont ni aimables
ni respectables à ses yeux ; qu'ils sont au
contraire coupables, blâmables, crimi-
nels : ce qui est odieux et insupportable
pour eux qui sont intimement convaincus qu'ils pourroient ne l'être pas, aussi-
bien que celui-là. Mais ne pouvant y remédier sans de grandes violences, il leur
est beaucoup plus aisé de mettre à leur niveau le sage abstinent, en le faisant criminel lui-même par des blâmes, par des
reproches et par des railleries critiques. Ils
savent bien qu'ils sont dignes de répriman-

des, et ils veulent les prévenir, en en faisant à celui qui, en leur présence, est un miroir accusateur et fidèle à réfléchir sur eux-mêmes leur propre défauts. Sa conduite exemplaire et bienfaisante est contraire à la leur : ils en sont offensés, bien loin d'en être satisfaits et de le remercier. Leur amour-propre est blessé : une espèce de haine s'y mêle, les irrite secrètement, et les arme contre le sage et le sobre.

2.° Par lâcheté : ils ne se sont point accoutumés à se traiter durement, comme ont fait les saints ; ils se sont endormis dans une vie douce, aisée, commode, et les premiers efforts qu'il faudroit se faire sont révoltans et comme impossibles. Il est fâcheux pour un assoupi de s'agiter promptement, et de changer tout d'un coup sa lâcheté en vivacité. Il faut se fâcher et murmurer contre tant de difficultés, et contre celui qui les rend sensibles par son édification et ses exemples frappans. On n'a le temps ni d'examiner, ni de réfléchir ; c'est à tort et à travers qu'on fait tout de suite frémir l'air d'une voix maligne et brouillonne, chacun selon son goût, sa disposition et sa volonté, sans se mettre en peine de suivre d'autre règle que son caprice libertin. Se retenir, rentrer en soi-même, se reconnoître, se faire violence, entreprendre le dur et long travail d'un sérieux et véritable changement, c'est trop gênant et trop coûteux. Il est bien plus aisé de s'en prendre à celui qui, guerrier et vainqueur à table, prêche incessamment que la sobriété est possible aux courageux et aux forts, quoi qu'en pensent les lâches et quel qu'en soit leur murmure.

3.° Par jalousie : les intempérans, voyant triompher le sobre, ne manquent pas de le persécuter de quelque manière; car c'est le propre de la jalousie de persécuter celui qui l'excite par sa réussite et par son heureux succès. Or l'abstinent est plus heureux, plus doux, plus humble, plus poli, plus gracieux, plus affable, plus fort, plus dégagé, plus actif, plus insensible aux accidens fâcheux et imprévus, plus modéré, plus raisonnable que les intempérans. Ils envient son sort et ses avantages, s'arment contre lui, le tournent en ridicule, le cha-

grinent, lui font un crime de sa propre sagesse, comme s'ils vouloient l'en détourner, pour lui faire manquer et abandonner le plus coûteux, le meilleur, et le plus
précieux des biens. Quelle malice ! quelle
méchanceté !

CHAPITRE XVIII.

Portrait de l'intempérance.

Quand on n'est pas sobre, on n'est dispos
ni du corps ni de l'ame. On a un corps
mou, pesant, craignant le travail, et se
fondant facilement en sueur ; un corps qui
est plutôt à charge qu'avantageux, plutôt
fatigant que récréatif ; on le porte avec
peine ; on est obligé d'aller avec lenteur ;
ou si l'on va vite, on perd bientôt haleine ; l'on est essoufflé, et l'on sent en sa personne une masse importune qu'on voudroit n'être pas obligé de porter. Hélas ! si
l'on est surchargé de son propre corps,
comment se charger volontiers de tout autre fardeau ? Ah ! on ne le fera qu'à force
d'efforts et de violence. Il faudra s'opiniâ-

trer et se roidir long-temps contre soi-même et le travail ; long-temps contre la pesanteur et la lassitude de ses membres ; long-temps enfin contre mille difficultés qui s'opposent à l'activité et à l'ardeur que voudroit avoir l'intempérant. Il paiera bien cher le moment fugitif du plaisir de manger avec trop de satisfaction.

L'esprit de son côté n'aura point de vigueur, point de vivacité, point de pénétration, point d'agrément, point de joie, point d'amabilité ; il sera tout assoupi, tout indifférent, tout lâche, tout languissant, tout rouillé, tout émoussé en comparaison de celui du sobre.

Le cœur aussi est tout froid, tout paresseux, tout engourdi, tout accablé, tout concentré, tout mort ; point de chaleur, point de flamme, point d'amour, point de bonté, point d'aménité, point de réjouissance, point de rajeunissement, point d'allégresse véritable ; toutes les bonnes affections en sont refroidies, et les mauvaises sont comme un foyer de malice, de méchanceté et de disposition au mal : quel état pitoyable !

La

La volonté tout en désordre ne sait poursuivre que ce qui est mauvais, et rejeter ce qui est bon : dans l'ordre sensuel elle se porte fortement vers les mets délicats et exquis, dont le propre est de se pourrir aisément dans l'estomac, tandis qu'elle repousse violemment les simples et les communs, comme le pain et l'eau, qui sont les fondemens de la nourriture de l'homme, et qui sont bien salutaires et bien délicieux, quand on en a un véritable besoin. Dans l'ordre moral, la volonté de l'intempérant ne sait point embrasser l'austérité de l'abstinence, qui fait le bonheur de l'homme, en lui facilitant toutes les vertus, et en le rendant bien sain de corps et d'esprit; mais au contraire elle court aveuglément après les excès qui ruinent tout, bien et santé, ferveur et dévotion, honneur et sagesse : quel désastre ! quelle calamité !

La voix, qui est un bel ornement pour le sobre, est toute dénaturée dans l'intempérant. Elle est ou trop rauque ou trop aigre, ou trop criarde ou trop gênante, ou trop basse ou trop haute, ou trop sombre,

H

ou même sépulcrale à faire peur quelquefois, surtout si l'on ne prend pas d'exercice.

Enfin, les mœurs sont rudes, grossières, rebutantes, ambitieuses, assoupies, taciturnes, paresseuses, imprudentes, irréfléchies, fougueuses, emportées, présomptueuses ou désespérantes, insultantes ou timides, selon l'âge et le caractère, trop sensibles ou trop insensibles, trop joyeuses ou trop tristes, trop réservées ou trop dissipées, relâchées ou scrupuleuses, dévotes peut-être en apparence, mais dans le fond sans amour et sans ferveur, tantôt plus, tantôt moins mondaines, tantôt trop pénitentes, tantôt trop libertines, tantôt de bonne et tantôt de mauvaise humeur, tantôt aimables et tantôt insupportables; enfin, sujettes à toutes sortes de caprices et de vicissitudes. La vie semée d'infirmités et de maladies, en est abrégée, se passe dans une foule de crimes : la mort surprend, on ne l'a pas prévue; elle est affreuse et pleine de trouble et de désespoir. Hélas ! quel sera le sort de l'autre monde ?

CHAPITRE XIX.

Portrait de la sobriété.

La sobriété embellit le corps, l'ame et toutes leurs facultés. Le corps du sobre est libre, dégagé, bien portant, robuste, fort, capable de supporter les travaux les plus pénibles. Il ne sue pas trop facilement, les chairs en sont fermes et solides; le sang en est bien formé, et ne se dérange qu'à force d'excès; toute la constitution de l'homme est bien conditionnée; la vue, l'ouïe, l'odorat, le goût, le tact, tout est fin et bien naturel, c'est la perfection de tout nous-mêmes.

L'esprit est clairvoyant, lumineux, pénétrant, plein de sagacité; il voit les choses de Dieu autant qu'il est donné à l'esprit humain de les voir; il approfondit aisément les sciences les plus difficiles et les plus importantes : théologie, médecine, géographie, histoire, mathématiques, astronomie, physique, etc. : il n'est aucune connoissance qui ne soit facile à l'homme sobre ; et l'étudiant, sans ruiner sa santé par l'étude, devient savant et remporte les prix sans ambition et sans orgueil. La sagesse est son partage, tant il est vrai de dire avec les saints Pères, que la sobriété est la mère des vertus après la foi.

Le cœur est plein de feu, d'ardeur, de zèle et d'amour ; il chérit les richesses de la grâce, admire les beautés du Créateur, et s'épanouit aux premiers objets agréables que lui offre la nature ; il les poursuit de ses amoureuses affections, qu'il manifeste librement et avec une douce joie ; il répand au loin la bonne odeur de la félicité, et le bonheur de la vertu fait son grand apanage et sa rare beauté.

La volonté du sobre envisage le bien ; lecture, prière, oraison, méditation, jeûne, mortification, la vérité, la pureté, le bon ordre, les bonnes œuvres, la sagesse, tout ce qu'il y a d'important et de sublime, de merveilleux et de divin, fait l'objet de ses saints désirs. Elle fuit la crapule comme étant le plus grand malheur de l'homme. Pour lors plus d'impureté, plus d'orgueil, plus de colère, plus d'envie, plus de nonchalance, plus de chagrin, plus d'ivresse, plus de crimes. Le bonheur et la vertu se donnent la main, et la vie temporelle attend avec confiance la vie divine des siècles éternels.

La voix est harmonieuse, douce, flexible, agréable, claire, forte, mélodieuse, sonore, angélique, pleine de ferveur, de dévotion et de sagesse, tant il est vrai qu'elle est l'expression des sentimens du cœur, et qu'elle en énonce toutes les diversités.

Enfin, les mœurs de l'homme sobre sont bénignes, polies, honnêtes, humbles, bienfaisantes, libérales, agréables, compatissantes, détachées, réfléchies, pacifiques, ingénieuses, fermes, courageuses, actives, ardentes, zélées, joyeuses sans dissipation, sérieuses sans tristesse, pleines d'amour de Dieu et du prochain, portées à faire le bien et à fuir le mal, ferventes sans tant de peine, accompagnées de plaisirs innocens, modérées et raisonnables en toutes choses, capables de supporter des injures même sanglantes, et de se résigner dans les accidens les plus fâcheux et les plus imprévus. Rien ne déconcerte, rien ne surprend, rien ne trouble, tout est prévu, tout est réglé dans les tempérans; leur vie est belle et florissante, majestueuse et respectable, sainte et angélique; leur mort est tranquille et sans violence, pleine de confiance et de fermeté, de joie et de bonheur; c'est la fin des peines, des travaux et des combats; c'est la victoire, c'est le repos, c'est la gloire, c'est la vie éternelle.

CHAPITRE XX.

Quels sont les moyens pour acquérir la sobriété?

Il faut, par la prière, par l'étude, par des essais généreux, venir enfin à bout de connoître et de se bien persuader que telle quantité suffit pour conserver et faire vivre l'homme, quoique d'ailleurs l'appétit ne soit pas content et satisfait.

1.° Par la prière : car la sobriété est une vertu surnaturelle, et par conséquent au-dessus de nos forces. Voilà pourquoi il nous la faut demander à Dieu très-instamment, avec un grand désir, avec une ferme confiance, et sans jamais nous rebuter de la lenteur de la grâce. Nous ne devons point être étonnés que cette vertu nous coûte beaucoup, parce que le démon fait tous ses efforts pour nous empêcher d'acquérir ce grand et singulier moyen de devenir sages et parfaits.

2.° Par l'étude : il faut examiner sérieusement sa conscience devant Dieu et dans le silence ; étudier son tempérament et son état, en lisant des livres qui nous en instruisent, ou en consultant des personnes qui s'y entendent, comme certains prêtres, des médecins savans, sages et désintéressés. Quoique ceux-ci paroissent sévères pour l'appétit déréglé, ils ne le sont pas dans le fond ; parce qu'ils aiment mieux que l'on soit trop fort que trop foible. On a donc bien tort de manquer de soumission et de fidélité à leurs avis salutaires. Il est vrai qu'on ne les consulte pas souvent avant d'être malade, mais on ne manque guère de le devenir faute de prendre et de suivre leurs conseils qui seroient de vrais remèdes préservatifs contre les maladies et du corps et de l'ame, puisqu'ils prescrivent l'abstinence pour la santé du corps et de l'esprit, comme Dieu, l'Eglise et les saints le font pour la santé de l'ame et du corps.

3.° Par des essais généreux, qui aillent jusqu'à nous faire renoncer à notre amour-propre, à nos plaisirs, à notre volonté, à tout nous-mêmes. Eh ! ne vaudroit-il pas mieux s'exposer à trop faire au moins pour un temps, que de demeurer toujours dans un état de nonchalance et de tiédeur que malheureusement on ne connoît guère, quand on y est ; mais que l'on connoît bien mieux après avoir été assez courageux pour en embrasser un tout différent et tout meilleur. Il est donc bon et excellent de faire, par des efforts héroïques, des essais de courage, à l'exemple de saint Charles-Borromée, qui essayoit avec violence s'il pouvoit vivre avec une telle ou telle petite quantité qu'il se prescrivoit pour un temps, comme une semaine, deux semaines, un ou deux mois plus ou moins, selon sa ferveur et son abandon à la divine Providence. *L'homme ne vit pas seulement de pain,* dit Jésus-Christ, *mais de toute parole qui sort de la bouche de Dieu.* Ailleurs il dit encore : *Cherchez, et vous trouverez ;* et c'est chercher, que de se faire les violences dont je parle.

RÉFLEXION.

Sur la science du corps et de l'ame.

La médecine bien entendue a beaucoup de rapport à la morale. Si la théologie a soin de l'ame, la médecine a soin du corps ; et, comme tout homme est composé d'un corps et d'une ame, ne devroit-il pas, quel qu'il fût, connoître la science de la théologie et de la médecine, pour soigner toute sa personne, soit spirituelle, soit corporelle ? La théologie que tout homme doit étudier, c'est l'Evangile, c'est le Combat spirituel ou l'Imitation de Jésus-Christ. L'étudier beaucoup sans avoir le courage de la pratiquer, c'est se

donner beaucoup de peine presque inutilement et sans aucun plaisir. Le silence,
la prière, la mortification et la fréquenta-
tion des sacremens, sont les quatre grands
moyens pour y réussir. La Perfection chrétienne du fameux Rodriguez est une théologie excellente pour la pratique de chaque particulier. La médecine que personne
ne devroit ignorer, c'est l'ouvrage que vous
lisez ; et s'il n'est pas un livre de médecine
propre à contenter tout le monde, il sera
sans doute suppléé par la Médecine domes-
tique de Buchan, traduite par Duplanil :
car c'est le meilleur livre de médecine que
je connoisse, dit Poinsot, célèbre médecin. Il en est un autre où l'on voit le principe de presque toutes les maladies : c'est
le Traité des maladies de la peau et de celles
de l'esprit par M. Retz. Selon moi, le livre
de médecine le moins coûteux et le plus
utile pour les gens de la campagne, c'est
l'Avis au public par Tissot ; pour les personnes de réflexion, c'est la Santé des gens
de lettres par Tissot encore, si ce n'est celui que vous lisez.

DE LA

VIE SOBRE ET RÉGLÉE.

TRADUIT DE L'ITALIEN

DE LOUIS CORNARO,

NOBLE VÉNITIEN.

NOUVELLE ÉDITION,

Augmentée de la manière de corriger un mauvais tempérament ; de jouir d'une félicité parfaite jusqu'à
l'âge le plus avancé, et, dans l'espoir de vivre éter-
nellement, de ne mourir que par la consommation
de l'humide radical, usé par une belle et extrême
vieillesse qui soit digne de la couronne immortelle.

AVERTISSEMENT.

AVERTISSEMENT.

Je crois faire un présent utile au public, en lui donnant quatre discours d'un illustre vieillard dont la postérité tient un rang considérable à Venise. Cardau, Bacon et M. de Thou, parlent de Louis Cornaro et d'un régime qui, malgré la foible constitution de cet homme, le fit parvenir à une extrême vieillesse. Il y a peu de nations en Europe qui n'aient ce petit livre en leur langue. Nous en avons un qui fut imprimé à Paris en 1647 ; mais, outre qu'il n'est pas complet, le style en est si dur et les exemplaires si rares, qu'on n'a pu refuser une traduction nouvelle au mérite de l'original. Elle doit être bien reçue par tous ceux qui aiment la vie et la sagesse ; et si les maximes de ce livre paroissent bizarres à ceux qui n'aiment que le plaisir, sa lecture ne laisse pas de les distraire agréablement.

Il est à remarquer comme une chose digne d'admiration que le bon vieillard écrivit son premier Traité à l'âge de 83 ans, le second à 86, le troisième à 91, et le quatrième à 95. On ne trouva pas moins de bon sens, de force et de netteté dans le quatrième que dans le premier de ses discours. Au reste, il n'est pas surprenant qu'attribuant à la sobriété un esprit sain et un corps sans infirmité dans un âge où ces avantages sont rares, et qu'il posséda néanmoins jusqu'à l'âge de cent ans, il ait voulu se donner pour exemple de l'utilité de la vie réglée.

Toutefois il faut être attentif au conseil qu'il nous donne, de ne pas outrer la diète, et de régler sur notre tempérament la quantité et le choix de nos alimens. Dans de certains climats, à certain âge et dans l'habitude d'un exercice fort actif, on auroit tort de manger aussi peu que ce frugal Vénitien. Les maladies d'épuisement sont plus dangereuses et plus difficiles à guérir, que celles qui viennent de réplétion. Avant que de se mettre en règle sur des maximes si austères, il faut commencer par se bien connoître.

Ainsi les gens de bonne chère ne doivent point être effrayés, en se représentant Cornaro, la balance à la main, pesant tout ce qu'il mangeoit. Comme on peut faire son salut sans être chartreux, on peut aussi vivre long-temps, et conserver sa santé, sans s'assujettir à une exactitude qui n'est pas absolument nécessaire, et dont peu de gens sont capables.

DE LA VIE SOBRE

ET RÉGLÉE.

PREMIER DISCOURS.

Rien n'est plus certain, que l'habitude passe aisément en nature, et qu'elle a sur tous les corps un extrême pouvoir; qu'elle a même souvent sur l'esprit plus d'autorité que la raison. Le plus honnête homme, en fréquentant des libertins, oublie peu à peu les maximes de probité qu'il a sucées avec le lait, et s'abandonne à des vices qu'il voit continuellement pratiquer. Est-il assez heureux pour être séparé de cette mauvaise société, et pour se trouver souvent en meilleure compagnie? la vertu triomphe à son tour; il reprend insensiblement la sagesse qu'il avoit abandonnée. Enfin, tous les changemens que nous voyons arriver dans le tempérament, dans la conduite et dans les mœurs de la plupart des hommes, n'ont presque point d'autres principes que la force de l'habitude.

J'ai remarqué que c'est par elle que trois maux fort dangereux se sont introduits depuis peu de temps en Italie. Je compte pour le premier l'adulation et les cérémonies ; le second est l'hérésie de Luther, qui commence à faire des progrès ; le troisième est l'ivrognerie et la gourmandise.

Le premier de ces maux exclut de la vie civile la bonne foi, la franchise, la sincérité. Le second va droit à la destruction de la véritable religion ; et je suis si persuadé que les habiles gens, qui attaquent ces monstres, les combattront avec succès, que je ne doute point d'en voir l'Italie purgée avant que je meure. Quant au troisième, qui est si contraire à la santé, qu'on peut l'appeler son plus mortel ennemi, je lui déclare moi-même la guerre. J'entreprends de le décrier dans le monde, et de lui retrancher autant de sacrifices et de victimes qu'il me sera possible.

C'est un malheur pour les hommes de notre siècle que la profusion des mets soit à la mode, et qu'elle se soit, pour ainsi dire, si fort élevée au-dessus de la frugalité. L'une cependant est fille de la tempérance, et l'autre n'est produite que par l'orgueil et par l'appétit déréglé. Nonobstant la différence de leur origine, la profusion s'appelle aujourd'hui magnificence, générosité, grandeur. Elle est généralement estimée dans le monde, et la frugalité passe pour avarice et pour bassesse dans l'esprit de la plupart des hommes. Voilà une des erreurs que l'habitude et la coutume ont établies.

Cette erreur nous a tellement séduits, qu'elle nous fait renoncer à une vie frugale, enseignée par la nature dès le premier âge du monde, et qui conserveroit nos jours, pour nous jeter dans des excès qui en abrégent le nombre. Nous sommes vieux sans avoir pu goûter le plaisir d'être jeunes; le temps qui ne devroit être que l'été de la vie, est souvent le commencement de son hiver. On s'aperçoit qu'on n'est plus si robuste, on sent les approches de la caducité, on décline avant que d'être arrivé à sa perfection. Au contraire, la sobriété nous maintient dans l'état naturel où nous devons être : nous sommes jeunes plus long-temps ; l'âge viril est accompagné d'une vigueur qui ne commence à diminuer qu'après beaucoup d'années. Il faut le cours d'un siècle pour former des rides et des cheveux blancs. Cela est si vrai que, lorsque la volupté avoit moins d'empire sur les hommes, ils avoient à quatre-vingts ans plus de force et de vivacité, qu'ils n'en ont présentement à quarante.

Oh ! malheureuse Italie ! ne t'aperçois-tu pas que la gourmandise et la crapule t'enlèvent chaque année plus d'habitans que la peste, la guerre et la famine n'en pourroient détruire ? Tes véritables fléaux sont tes fréquens festins qui sont si outrés, qu'on ne sauroit faire des tables assez grandes pour arranger la quantité de plats dont la prodigalité les couvre ; en sorte qu'on est obligé de servir les viandes et les fruits par pyramides. Quelle fureur ! quelle folie ! Mets-y ordre pour l'amour de toi-même, si tu ne le fais pour l'amour de Dieu. Je suis certain qu'il n'est point de péché qui lui déplaise davantage, ni de volupté qui te soit plus funeste. Tâche de t'en garantir, comme de ces maladies épidémiques dont on se préserve par la bonne, je veux dire, par la saine nourriture, et par des précautions qui les empêchent d'arriver. Il est aisé d'éviter les maux que nous causent les excès de la bouche. Le souverain remède contre la réplétion n'est pas difficile à trouver : la nature nous l'enseigne. Contentons-nous de lui donner ce qu'elle nous demande, et ne la surchargeons pas : peu de chose lui suffit. Les règles de la tempérance tirent leur origine de celles de la raison. Accoutumons-nous à ne manger que pour vivre : ce qui excède la quantité nécessaire pour nous nourrir, n'est qu'un levain de maladie et de mort; c'est un plaisir qu'on paye chèrement, et qui ne sauroit être innocent ni excusable, dès qu'il peut nous être nuisible.

Combien ai-je vu périr de gens à la fleur de leur âge par la malheureuse habitude de trop manger ! Combien m'a-t-elle enlevé d'amis illustres, qui pourroient encore embellir l'univers, faire honneur à leur patrie, et me donner autant de plaisir à les voir, que j'ai eu de douleur à les perdre !

C'est pour arrêter cette contagion que j'entreprends de faire connoître dans ce petit Ouvrage, que l'abondance et la diversité des mets sont un abus pernicieux qu'il faut détruire en vivant sobrement, comme faisoient les premiers hommes. Quelques jeunes gens qui méritent mon estime par leurs belles qualités, ayant perdu leurs pères plus tôt qu'ils ne devoient s'y attendre, m'ont témoigné un extrême désir de savoir de quelle manière j'ai vécu pour s'y conformer. J'ai trouvé leur curiosité judicieuse. Rien n'est plus raisonnable que de souhaiter une longue vie. Plus nous avançons en âge, plus nous acquérons d'expérience ; et la nature, qui ne veut que notre bien, nous conseille de vieillir, et concourt avec nous dans ce dessein, parce qu'elle connoît que le corps étant affoibli par le temps qui détruit tout, l'esprit, dégagé des embarras de la volupté, se trouve plus en état de jouir de sa raison et de goûter les douceurs de la vertu. Ainsi je veux satisfaire ces personnes,

et rendre en même temps un bon office au
public, en déclarant quels ont été les motifs qui m'ont fait renoncer à la débauche,
pour suivre la vie sobre; en expliquant de
quelle manière je l'observe, quelle est l'u-
tilité que j'en retire; enfin, en faisant connoître que rien n'est plus avantageux à
l'homme, qu'un bon et sévère régime;
que la pratique n'en est pas impossible,
et qu'il est très-nécessaire de l'observer.

Je dis donc que la foiblesse de ma constitution, qui s'étoit considérablement augmentée par la manière dont je vivois, me
mit en un si pitoyable état, que je fus
obligé de quitter tout-à-fait la bonne
chère pour laquelle j'avois eu toute ma
vie beaucoup d'inclination. Je me trouvois si souvent en débauche, que mon
tempérament délicat ne put en soutenir
les fatigues. Je devins sujet à plusieurs maladies, comme douleurs d'estomac, coliques, gouttes. J'avois presque toujours une
fièvre lente et une altération insupportable. Cet état faisoit désespérer de ma guérison; et véritablement, quoique je ne fusse
âgé que de trente-cinq ou de quarante

ans, je ne croyois trouver la fin de mes maux que dans celle de ma vie.

Les meilleurs médecins d'Italie épuisèrent leur science pour me remettre dans mon état naturel, sans en pouvoir venir à bout. Enfin, lorsqu'ils en eurent entièrement perdu l'espérance, ils me dirent, en m'abandonnant, qu'ils ne savoient qu'un seul remède qui pût me tirer d'affaire, si j'avois assez de résolution pour l'entreprendre et le continuer. C'étoit la vie sobre et réglée qu'ils m'exhortèrent à suivre le reste de mes jours, m'assurant que si les excès m'avoient procuré tant d'infirmités, il n'y avoit que la tempérance qui pût m'en délivrer.

Je goûtai cette proposition : je compris que, malgré le triste état où ces excès m'avoient réduit, je n'étois pas encore si incurable que leur contraire ne pût me rétablir, ou du moins me soulager; et cela avec d'autant plus de raison, que je connoissois des gens d'un grand âge et d'une mauvaise constitution ou complexion qui se conservoient par l'unique secours du régime, comme j'en connoissois qui avoient

apporté en naissant un tempérament merveilleux qu'ils avoient fort altéré par la débauche. Il me parut assez naturel qu'une
différente manière de vivre et d'agir pro-
duisît différens effets, puisque l'art peut
servir à corriger la nature, à la perfectionner, à l'affoiblir ou à la détruire, selon le
bon ou le mauvais usage qu'on en fait.

Les médecins commençant à me trouver docile, ajoutèrent à ce qu'ils m'avoient
dit, qu'il falloit choisir ou ce régime ou la
mort ; que je ne pouvois vivre long-temps,
si je ne suivois leur conseil, et que si je dif-
férois davantage à me résoudre, il ne serois plus temps de commencer. Cela étoit
pressant : je ne voulois pas sitôt cesser de
vivre, et j'étois las de souffrir ; d'ailleurs,
j'étois convaincu de leur expérience et de
leur capacité. Enfin, avec une certitude
morale que je ne pouvois mieux faire que
de les croire, je pris la résolution de pratiquer exactement ce genre de vie, tout
austère qu'il me paroissoit.

Je priai les médecins de m'apprendre
précisément de quelle manière il falloit
me gouverner. Ils me répondirent que je

devois me traiter toujours comme un malade, c'est-à-dire, ne prendre qu'une saine nourriture et en petite quantité.

Il y avoit long-temps qu'ils m'avoient prescrit la même chose; mais jusqu'alors je m'en étois moqué. Lorsque j'étois dégoûté des viandes qu'ils m'ordonnoient, je mangeois de toutes celles qu'ils m'avoient défendues; et me sentant échauffé et altéré, je buvois du vin abondamment. Cependant je ne m'en vantois pas : j'étois du nombre de ces infirmes imprudens, qui ne peuvent se résoudre à faire tout ce qu'on leur ordonne pour leur santé, et qui ne considèrent point qu'en trompant leurs médecins, ils se trompent beaucoup plus eux-mêmes.

Dès que j'eus pris le parti de croire les miens, et que je me fus mis en tête qu'il est honteux de n'avoir pas la force d'être sage, je m'accoutumai si bien à vivre sobrement, que j'en contractai l'habitude sans peine et sans violence. Peu de temps après, je me sentis soulagé; et ce qui paroîtra incroyable, c'est qu'au bout de l'année, je ne m'aperçus pas seulement d'un amendement qui me surprit, et je fus encore parfaitement guéri de tous mes maux.

Lorsque je me vis rétabli, et que je commençai à goûter les douceurs de cette espèce de résurrection, je fis une infinité de réflexions sur l'utilité du régime : j'en admirai la vertu, et compris que s'il avoit eu assez de pouvoir pour me guérir, il en auroit suffisamment pour me préserver des maladies auxquelles j'avois toujours été sujet.

L'expérience que je venois de faire ne me permettant plus d'en douter, je commençai à m'appliquer à la connoissance des alimens qui m'étoient propres. Je voulus éprouver si tout ce que je trouvois à mon goût étoit utile ou nuisible à ma santé, et si le proverbe ne ment point, lorsqu'il dit : *Que tout ce qui est agréable à la bouche, est bon au corps.* Je connus que ceux qui le croient se trompent, et qu'il n'est favorable qu'aux gens sensuels, pour excuser l'imprudente complaisance qu'ils ont pour tout ce qui flatte leur appétit.

Je ne pouvois autrefois me passer de boire à la glace : j'aimois les vins fumeux, les melons, toutes sortes de fruits crus, les salades, les viandes salées, les ragoûts, la pâtisserie ; et cependant tout cela m'incommodoit. Ainsi je ne fis plus cas du proverbe ; et convaincu de sa fausseté, je choisis les vins et les viandes dont l'usage convenoit à mon tempérament. J'en proportionnai la quantité à la force de mon estomac ; je m'accoutumai à me passer des autres, et me fis une loi de demeurer toujours sur mon appétit ; en sorte qu'il m'en restât toujours assez après mes repas, pour manger encore avec plaisir. Enfin, je quittai entièrement la débauche, et fis vœu de continuer le reste de ma vie le régime que j'observe. Heureuse résolution, dont la persévérance m'a délivré de toutes mes infirmités, qui sans elle étoient incurables ! Je n'avois point passé d'années, sans tomber au moins une fois dans une grande maladie : cela ne m'est plus arrivé depuis ce temps-là ; au contraire, j'ai toujours été sain depuis que j'ai été sobre.

La nourriture que je prends, étant d'une

qualité et d'une quantité justement suffisantes pour me nourrir, n'engendre point
de mauvaises humeurs qui altèrent les
meilleurs tempéramens. Il est vrai qu'outre cette précaution, je n'en ai pas négligé
une infinité d'autres. J'ai fait en sorte de
me préserver du grand froid et du grand
chaud. Je n'ai pas fait d'exercices violens ;
je me suis exempté des veilles et abstenu
des femmes ; je n'ai point habité de lieux
où l'on respire un mauvais air, et j'ai toujours évité avec un soin égal d'être exposé
au grand vent et à l'excessive ardeur du soleil. Tous ces ménagemens paroissent mo-
ralement impossibles aux gens qui n'ont
pas d'autres guides que leurs passions dans
le commerce du monde ; et cependant ils
ne sont point difficiles à pratiquer, lorsqu'on est assez raisonnable pour préférer
la conservation de sa santé à la volupté
des sens et à la nécessité des affaires *qui
nous tracassent trop.*

Je me suis encore fort bien trouvé de
ne me point livrer au chagrin, en chas-
sant de mon esprit tout ce qui m'en pouvoit causer. J'ai employé toutes les forces

de ma raison à modérer celles des passions dont l'impétuosité déconcerte souvent l'harmonie des corps les mieux composés. Il est vrai que je n'ai pas toujours été assez philosophe, ni assez prévoyant, pour ne pas me trouver dans quelqu'une des situations que je voulois éviter ; mais ç'a été rarement, et le régime de la bouche, qui est le principal qu'on doit observer, m'a garanti de toutes les suites fâcheuses qu'auroient pu avoir mes petites irrégularités.

Il est certain que les passions ont moins d'empire, et causent moins de désordre dans un corps réglé par la diète, que dans un autre qui donne à sa bouche tout ce qu'elle désire : Galien l'a dit avant moi. Je ne manquerois pas d'autorités pour soutenir cette opinion ; mais je ne veux alléguer que mon expérience. Il m'a été impossible de ne pas souffrir quelquefois le froid et le chaud, et de résister victorieusement à tous les sujets de chagrin qui ont traversé ma vie ; cependant cela n'a point altéré ma santé, et je trouverois beaucoup de témoins, pour assurer que bien des gens ont succombé à de moindres fatigues de corps et à de moindres peines d'esprit.

Nous eûmes dans notre famille un procès de conséquence contre des particuliers dont le crédit prévalut sur notre bon droit. Un de mes frères et quelques-uns de mes parens, qui, n'étant jamais incommodés des débauches, en faisoient fréquemment, ne purent résister aux chagrins que leur causa la perte de ce procès : elle fut suivie de celle de leur vie. Je ne fus pas moins sensible qu'eux au jugement injuste qu'on nous rendit ; mais je n'en mourus point, et j'attribuai leur perte et mon salut à la différente manière dont nous vivions. Je fus dédommagé de cette disgrâce par la consolation d'avoir pu m'empêcher d'y succomber, et je ne doutai plus que les passions ne fussent moins violentes dans un homme sobre que dans un qui ne l'est pas.

Je fis encore à soixante-dix ans une autre expérience de l'utilité de mon régime. Une affaire pressante m'ayant obligé d'aller à la campagne, les chevaux de mon équipage allèrent plus vite que je ne voulois : animés par les coups de fouet, ils

prirent le frein aux dents; je versai et fus
traîné assez loin, avant qu'on pût les arrêter. On me tira de mon carrosse la tête
cassée, un bras et une jambe démis, enfin dans un état pitoyable. Dès qu'on m'eut
reconduit chez moi, on envoya chercher
les médecins qui ne crurent pas que je
pusse vivre trois jours; cependant ils ré-
solurent de me faire saigner, pour prévenir la fièvre qui suit ordinairement un accident semblable à celui qui m'étoit arrivé.
J'étois si certain que la vie réglée que je
menois depuis long-temps, m'avoit empêché de contracter des humeurs dont je
dusse craindre le mouvement, que je m'op-
posai à leur ordonnance. Je me fis panser
la tête, je me fis remettre le bras et la jambe, je souffris qu'on me frottât de quelques
huiles spécifiques pour les contusions; et
sans autres remèdes je fus bientôt guéri,
au grand étonnement des médecins et de
tous ceux qui me connoissoient. J'infère
de là que la vie réglée est un excellent préservatif contre les maux qui arrivent naturellement, et que la débauche produit
des effets contraires.

Il y a environ quatre ans que je fus sollicité puissamment à faire une chose qui pensa me coûter cher. Mes parens que j'aime, et qui ont pour moi une véritable tendresse ; mes amis pour qui j'ai toujours eu de la complaisance ; enfin, les médecins qui sont ordinairement les oracles de la santé, se joignirent tous ensemble pour me persuader que je mangeois trop peu ; que la nourriture que je prenois n'étoit pas suffisante dans un âge aussi avancé qu'étoit le mien ; et que je ne devois pas seulement soutenir ma vie, mais qu'il falloit encore en augmenter la vigueur, en mangeant un peu plus que je ne faisois. C'est en vain que je leur représentai que la nature se contente de peu ; que ce peu m'ayant conservé depuis si long-temps, cette habitude étoit passée chez moi en nature ; qu'il étoit plus raisonnable que la chaleur naturelle diminuant à proportion que l'âge augmente, je diminuasse aussi ce que je donnois à mon estomac.

Pour donner plus de force à mon opinion, je leur alléguois le proverbe qui dit :
Qui mange peu, mange beaucoup ;

c'est-à-dire, que pour avoir besoin plus long-temps de nourriture, il en faut prendre frugalement. Je leur disois aussi que ce qu'on laisse du repas dont on mangeroit encore, nous fait plus de bien que ce que nous avons déjà mangé. Tout cela ne les persuada pas. Lassé de leur opiniâtreté, je fus obligé de les satisfaire. Ainsi ayant accoutumé de prendre en pain, soupe, jaunes d'œufs et viande, la pesanteur de douze onces, j'augmentai ce poids jusqu'à quatorze; et buvant quatorze onces pesant de vin, j'en augmentai la dose jusqu'au poids de seize.

Cette augmentation de nourriture me fut si funeste, que de fort gai que j'étois, je commençai à devenir triste et de mauvaise humeur: tout me chagrinoit; je me mettois en colère pour le moindre sujet, et l'on ne pouvoit vivre avec moi. Au bout de douze jours, j'eus une furieuse colique, qui me dura vingt-quatre heures, à laquelle succéda une fièvre continue, qui me tourmenta trente-cinq jours de suite, et qui dans les premiers m'agita si cruellement, qu'il me fut impossible, pendant tout ce

temps-là, de dormir l'espace d'un quart
d'heure. Il ne faut pas demander si l'on
désespéra de ma vie, et si l'on se repentit
du conseil qu'on m'avoit donné : on me
crut plusieurs fois prêt à rendre l'ame ; cependant je me tirai d'affaire, quoique je
fusse âgé de soixante-dix-huit ans, et que
nous fussions dans un hiver plus rude qu'il
n'a coutume de l'être dans notre climat.

Rien ne me tira de ce péril que le régime que j'observois depuis long-temps. Il
m'avoit empêché de contracter les mauvaises humeurs dont sont accablées dans
leur vieillesse les personnes qui n'ont pas
la précaution de se ménager quand elles
sont jeunes. Je ne me trouvai point avoir
le vieux levain de ces humeurs, et n'ayant
à combattre que les nouvelles, engendrées
par cette petite augmentation d'alimens,
je résistai au mal, et le surmontai malgré
toute sa violence.

On peut juger par cette maladie et par
ma convalescence, ce que peuvent sur
nous le régime qui me préserva de la mort,
et la réplétion qui en si peu de jours me
réduisit à l'extrémité. Il est probable que

l'ordre étant nécessaire pour la conservation de l'univers, et notre vie corporelle n'étant autre chose qu'une harmonie et une parfaite intelligence entre les qualités élémentaires dont nous sommes composés, nous ne pouvons long-temps exister, en menant une vie déréglée, qui ne peut engendrer que de la corruption.

L'ordre est si utile, qu'on ne sauroit trop l'observer en toutes choses. C'est par son moyen que nous arrivons à la perfection des arts : c'est lui qui nous facilite l'acquisition des sciences. Il rend les armées victorieuses ; il entretient la police dans les villes et la concorde dans les familles ; il rend les États florissans ; enfin, il est le soutien et le conservateur de la vie civile et naturelle, et le meilleur remède qu'on puisse apporter à tous les maux généraux et particuliers.

Quand un médecin va voir un malade, qu'il se souvienne de lui recommander la diète ; qu'il ordonne surtout le régime au convalescent. Il est certain que si tout le monde vivoit réglément et frugalement, il y auroit si peu d'infirmes, qu'on n'au-

roit presque pas besoin de remèdes. On seroit soi-même son médecin, et l'on seroit
convaincu qu'on n'en peut avoir de meilleur. On a beau étudier le tempérament
d'un homme, chacun, s'il veut s'y appliquer, connoîtra toujours mieux le sien que
celui d'un autre ; chacun fera une infinité
d'expériences qu'on ne peut faire pour lui,
et jugera mieux que personne de la force
de son estomac et des alimens qui lui conviennent. Car, encore une fois, il est presque impossible de bien connoître le tempérament d'autrui, les constitutions des
hommes étant aussi différentes que leurs
visages.

Qui croiroit que le vin vieux m'est nuisible, et que le nouveau m'est salutaire ?
que des choses qu'on croit échauffantes,
me rafraîchissent et me fortifient ? Quel
médecin m'auroit fait remarquer ces effets
si peu communs dans la plupart des corps
et si contraires à l'opinion, puisque j'ai eu
tant de peine à en découvrir les causes,
après une infinité d'expériences ?

L'homme ne pouvant donc avoir de
meilleur médecin que soi-même, ni de

préservatif plus souverain que le régime, chacun devroit suivre mon exemple ; c'est-à-dire, s'appliquer à se connoître et à régler sa vie au niveau de la raison.

Je ne disconviens pas qu'un médecin ne soit quelquefois nécessaire. Il y a des maux que toute la prudence humaine ne peut prévenir. Il arrive des accidens qu'on ne peut éviter, et qui nous accablent de telle manière, qu'ils ôtent à notre jugement la liberté qu'il faut qu'il ait pour nous soula-lager. Alors c'est être fou que de se fier entièrement à la nature : il faut lui aider ; il faut avoir recours à quelqu'un.

Si la présence d'un ami, qui vient voir un malade, pour lui témoigner la part qu'il prend à son mal, le console et le réjouit autant qu'un homme qui souffre en est capable, à plus forte raison la visite d'un médecin doit-elle être agréable, puisqu'il est un ami dont les conseils et les soins nous font espérer le prompt retour de notre santé. Mais pour entretenir cette santé, il ne faut point d'autres secours que la vie sobre et réglée. C'est une médecine spécifique et naturelle qui conserve l'hom-me me, quelque délicat qu'il soit, et le fait vivre jusqu'à plus de cent ans, lui épargne les douleurs d'une dissolution forcée, le laisse mourir doucement, quand l'humide radical est consumé; enfin, elle a les propriétés qu'on imagine dans l'or potable et dans l'élixir, ou la panacée, que bien des gens cherchent inutilement.

Mais malheureusement la plupart des hommes se laissent séduire par les charmes de la volupté. Ils n'ont pas la force de manquer de complaisance pour leurs appétits; convaincus par leurs préjugés qu'ils ne peuvent s'empêcher de les satisfaire sans qu'il en coûte trop à leurs plaisirs, ils se font des systèmes pour se persuader qu'il vaut mieux vivre dix ans de moins, que de se contraindre et se priver de tout ce qui s'offre à leur convoitise. Hélas! ils ne connoissent pas le prix de dix années d'une vie saine dans un âge où l'homme peut jouir de toute sa raison, et profiter de toutes ses expériences, dans un âge où l'homme peut paroître véritablement homme par sa sagesse et par sa conduite; enfin, dans un temps où il est en état de recueillir les fruits de ses études et de ses travaux.

Pour ne parler que des sciences, il est certain que les meilleurs livres que nous ayons, ont été composés dans ces dix dernières années que les débauchés méprisent, et que les esprits se perfectionnant à mesure que les corps vieillissent, les sciences et les arts auroient beaucoup perdu, si tous les grands hommes qui en font profession, avoient abrégé leurs jours de dix ans. Pour moi, je juge à propos de reculer autant que je pourrai le terme fatal du tombeau. Si je n'avois pas été de ce sentiment, je n'aurois point achevé plusieurs ouvrages qui feront plaisir et seront utiles à ma postérité.

Les gens sensuels disent encore que la vie réglée est impossible à pratiquer. Je leur réponds à cela, que Galien, qui fut un si grand homme, la choisit pour lui-même, et la conseilla comme la meilleure. Platon, Cicéron, Isocrate, Sénèque, et quantité d'hommes illustres des siècles passés, l'embrassèrent ; et de notre temps, le pape Paul-Farnèse, le cardinal Bambe,

et deux de nos doges, Laudo et Donato,
l'ont pratiquée et sont parvenus à une extrême vieillesse. J'en pourrois citer encore
d'autres d'une moindre naissance, que j'ai
connus ; mais l'ayant moi - même observée, je ne puis, ce me semble, alléguer
un exemple plus convaincant, qu'elle n'est
pas impraticable, et que la plus grande
peine qu'elle fait, est de s'y résoudre et
de la commencer.

On m'objectera que Platon, tout sobre
qu'il étoit, n'a pas laissé de dire, qu'un
homme dévoué au gouvernement de la
république, a peine à mener une vie parfaitement réglée, étant souvent obligé,
pour le service de l'État, de s'exposer aux
rigueurs du temps, aux fatigues des voyages, à manger ce qu'on trouve. Cela est
vrai ; mais je soutiens que ce ne sont pas
des choses suffisantes pour faire mourir,
quand celui qui s'y trouve obligé, a coutume de manger frugalement. Il n'y a
point d'homme, en quelque circonstance
qu'il soit, qui ne puisse s'empêcher de
trop manger, et qui ne doive se garantir
des maux que cause la réplétion. Ceux qui

sont chargés de la direction des affaires publiques, y sont même plus obligés que les autres. Quand il n'y va point de la gloire de leur patrie, il ne leur est pas permis de se sacrifier : ils doivent se conserver pour la servir; et s'ils suivent ma méthode, il est certain qu'ils se garantiront des maladies, que le chaud, le froid, la fatigue, leur pourroient causer; ou que, s'ils en sont incommodés, ils ne le seront que légèrement.

On pourroit m'objecter encore que tel qui, étant en pleine santé, se nourrit comme un malade, doit être embarrassé de sa nourriture, lorsqu'il lui survient quelque maladie. A cela je dirai que la nature, qui conserve tant qu'elle peut tout ce qui a l'être, nous apprend elle-même comment nous devons nous gouverner en ce temps-là. Elle commence par nous ôter tout-à-fait l'appétit, afin que nous mangions très-peu, ou point du tout. Que le malade ait été jusqu'alors sobre ou déréglé, il ne doit user que d'alimens propres à l'état où il se trouve, comme de bouillons, de gélées, de cordiaux, de tisanes, etc. Lorsque sa convalescence lui permet une nourriture plus solide, il doit en prendre encore moins qu'il n'avoit coutume avant sa maladie, et malgré son appétit, ménager les forces de son estomac jusqu'à sa parfaite guérison. S'il agissoit autrement, il surchargeroit la nature, et retomberoit infailliblement dans le péril d'où il sort. Mais, outre cela, je ne crains point de dire, que celui qui observe une vie frugale et réglée, ne sauroit être malade, on ne peut le devenir que fort rarement, et pour peu de temps. Cette conduite nous préserve des humeurs qui causent nos infirmités; elle nous garantit par conséquent des maux qu'elles engendrent : le défaut de la cause empêche physiquement la production de l'effet, et l'effet ne peut être dangereux, quand la cause est foible et légère.

Puisque la sobriété sert de frein aux passions, qu'elle conserve notre santé, qu'elle est aussi sainte qu'utile, ne devroit-elle pas être suivie et embrassée par tous les hommes ? L'amour-propre bien entendu nous la conseille : elle n'est ni impossible ni difficile ; et la manière dont je vis n'en doit rebuter personne. Car je ne prétends pas persuader que tout le monde soit obligé de manger aussi peu que moi, ou de se priver de bien des choses dont je n'use point. Je mange très-peu, parce que mon estomac est délicat, et je m'abstiens de certains mets, parce qu'ils me sont contraires. Ceux à qui ils ne nuisent pas, ne sont point obligés de s'en priver : il leur est permis de s'en servir ; mais ils doivent s'abstenir de manger trop de ce qui leur est bon, parce que cela leur devient pernicieux, quand l'estomac surchargé ne peut le digérer facilement. Enfin, celui à qui rien ne fait mal, n'a pas besoin d'examiner la qualité des alimens ; il faut seulement qu'il s'observe sur la quantité qu'il en prend.

Il est inutile de m'objecter qu'il se trouve des gens qui, ne se refusant rien, vivent cependant sans infirmités aussi long-temps que les plus sobres. Cela est rare, incertain, dangereux, et pour ainsi dire miraculeux. Les exemples qu'on en a ne justifient pas la conduite des personnes qui comptent sur un tel bonheur, et qui sont ordinairement les dupes de leur bonne constitution. Il est plus sûr qu'un vieillard infirme vive long-temps, en observant un bon régime, qu'un jeune homme vigoureux et sain, qui fait toujours bonne chère.

Cependant il est certain qu'une bonne complexion, entretenue par une vie réglée, mènera son homme plus loin qu'une autre moins forte et ménagée avec un soin égal. Dieu et la nature peuvent faire des corps assez robustes, pour être à l'épreuve de tout ce qui nous est contraire, comme j'ai vu à Venise le procurateur Thomas Contarini, et à Padoue le chevalier Antonio Capo di Vaca; mais entre mille, à peine s'en trouve-t-il un comme ceux-là. Tous les autres qui voudront vivre long-temps et sainement, mourir sans agonie et par pure dissolution, qui voudront enfin jouir des avantages d'une heureuse vieillesse, n'en viendront jamais à bout sans la sobriété.

Elle seule entretient le tempérament sans altération; elle n'engendre que des humeurs douces et bénignes, qui, n'envoyant point de vapeurs au cerveau, laissent à l'esprit le parfait usage des organes, et ne l'empêchent pas de s'élever de la contemplation des merveilles de l'univers à la considération de la puissance de son Créateur. L'homme ne peut profiter du plaisir infini de ces belles réflexions, quand sa tête est remplie des vapeurs du vin et des viandes. Sont-elles dissipées ? il comprend aisément, il remarque, il discerne mille choses agréables, qu'il n'auroit jamais ni connues, ni comprises dans un autre état. Il peut connoître alors la fausseté des plaisirs que la volupté promet, les biens réels dont la vertu nous comble, et le malheur de ceux qu'une fatale illusion rend idolâtres de leurs passions.

Les trois plus dangereuses sont le plaisir du goût, la recherche des honneurs, la passion des richesses. Ces désirs s'augmentent avec l'âge dans les vieillards qui, ayant toujours mené une vie déréglée, ont laissé prendre racine à leurs passions dans la jeunesse et dans l'âge viril. L'homme sage n'attend pas si tard pour se corriger ; il entreprend de bonne heure une guerre contre ses passions, dont on n'obtient la victoire qu'après plusieurs combats ; et la vertu qu'il fait triompher, le couronne lui-même à son tour, en lui attirant les faveurs du Ciel et l'estime de tout le monde.

Se voit-il près de payer le tribut qu'il doit à la nature, plein de reconnoissance des grâces qu'il a déjà reçues de Dieu, il en espère encore de sa miséricorde ; il n'est point effrayé des supplices éternels que méritent ceux qui, par leurs débauches, attentent sur leur propre vie ; il meurt sans regret, parce qu'il ne peut pas toujours vivre ; il se fait une raison qui adoucit l'amertume de cette fâcheuse nécessité ; enfin, il quitte le monde généreusement, satisfait de ce qu'un grand nombre d'heureuses années l'ont laissé jouir assez long-temps de sa vertu et de sa réputation, et considérant que sur plusieurs milliers d'hommes, à peine s'en trouve-t-il un seul qui, vivant autrement qu'il n'a fait, reste si long-temps sur la terre.

Il se console d'autant plus aisément, que cette séparation se fait sans violence, sans douleur et sans fièvre ; il finit doucement à mesure que finit l'humide radical ; il s'éteint comme une lampe qui n'a plus d'huile ; et sans délire et sans convulsion, il passe de cette vie périssable à celle dont l'éternelle félicité est la récompense des gens de bien.

O sainte et heureuse vie réglée ! que tu es digne d'estime, et que tu mérites bien d'être préférée à celle qui t'est contraire ! Il ne faut que réfléchir sur les différens effets de l'une et de l'autre, pour connoître quels sont les avantages, quoiqu'il semble que ton nom seul dût suffire pour t'attirer la préférence que tu mérites. Les syllabes qui composent *vie réglée, sobriété,* n'ont-elles pas une signification et un son plus agréables que *gourmandise* et *crapule ?* J'y trouve autant de différence qu'entre le nom d'ange et celui de diable.

J'ai expliqué les raisons qui me firent quitter la débauche, et qui me déterminèrent à la sobriété ; j'ai dit la manière dont je la pratique, l'avantage que j'en retire, et l'utilité qu'elle apporte à tous ceux qui en font profession. Je veux parler présentement aux personnes qui s'imaginent qu'il n'est point avantageux de parvenir à à la vieillesse, parce qu'elles croient que, passé soixante-dix ans, la vie n'est que langueur, infirmité, misère. Je commence par les assurer qu'ils se trompent, et que je trouve l'âge où je suis, quoique bien avancé, le plus agréable et le plus beau de ma vie.

Pour savoir si j'ai raison, il faut examiner comment j'emploie le temps, quels sont mes plaisirs et mes occupations ordinaires, et en prendre à témoins tous ceux qui me connoissent. Ils certifieront unanimement que la vie que je mène, n'est pas une vie morte ou languissante, mais une vie aussi heureuse qu'on puisse la souhaiter en ce monde.

Ils diront que ma vigueur est encore assez grande à quatre-vingt-trois ans, pour monter seul à cheval; que non-seulement je descends hardiment un escalier, mais encore une montagne tout entière, à pied; que je suis toujours gai, toujours content, toujours de belle humeur, nourrissant intérieurement une heureuse paix, dont la douceur et la sérénité paroissent en tout temps sur mon visage.

Ils savent outre cela qu'il ne tient qu'à moi de passer fort agréablement le temps, n'ayant rien qui m'empêche de goûter tous les plaisirs d'une honnête société avec plusieurs personnes d'esprit et de mérite. Quand je veux être sans compagnie, je lis de bons livres, que je quitte quelquefois pour écrire, cherchant toujours l'occasion d'être utile au public et de rendre service aux particuliers, autant qu'il m'est possible. Je fais tout cela sans peine, et dans les temps que je destine à ces occupations.

Je loge dans une maison qui, outre qu'elle est bâtie dans le plus beau quartier de Padoue, peut être considérée comme une des plus commodes de la ville. Je m'y suis fait des appartemens pour l'hiver et pour l'été ; ils me servent d'asile contre la grande chaleur et contre le grand froid. Je me promène dans mes jardins, le long de mes canaux et de mes espaliers,

où

où je trouve toujours quelque petite chose
à faire, pour m'occuper et me divertir.

Je passe les mois d'avril, de mai, de
septembre et d'octobre à ma maison de
campagne. Elle est dans la plus belle situation qu'on se puisse imaginer : l'air y
est bon, les avenues en sont belles, les
jardins magnifiques , les eaux claires et
abondantes ; et cette demeure peut passer pour un séjour charmant. Quand j'y
suis, je prends quelquefois le divertisse-
ment de la chasse, mais d'une chasse qui
convient à mon âge, comme celle du chien
couchant et des bassets.

Je vais quelquefois me promener à pied
à mon village, dont toutes les rues abou-
tissent à une grande place, au milieu de
laquelle est une église assez propre et assez
spacieuse pour l'étendue de la paroisse.

Ce village est traversé d'une petite rivière, et son territoire est embelli de tous cô-
tés de champs fertiles et très-cultivés : un
nombre considérable d'habitans sont venus s'y fixer. Cela n'étoit pas ainsi autrefois : c'étoit un lieu marécageux, où l'on
respiroit un air si mauvais, que ce séjour

étoit moins propre aux hommes qu'aux grenouilles et aux crapauds. Je m'avisai d'en saigner le terrain ; en sorte qu'étant desséché, et l'air y étant devenu meilleur, il s'y est établi plusieurs familles qui ont fort peuplé ce lieu, où je puis dire que j'ai donné au Seigneur un temple, des autels et des cœurs pour l'aimer et l'adorer : réflexion qui me cause un extrême plaisir toutes les fois que j'y pense.

Je vois avec une extrême satisfaction la fin d'un travail aussi important que celui que j'ai entrepris, et qui a rendu fertiles tant de lieux jusqu'alors incultes et inutiles : chose que je n'espérois point de voir achevée, quand je considérois combien les républiques ont de peine à commencer et à continuer des entreprises d'une si grande dépense et si difficiles à exécuter. J'ai été sur les lieux pendant deux mois avec les commissaires qui ont eu l'inspection de ces travaux, et cela pendant les plus grandes chaleurs de l'été ; cependant, grâce au régime, mon unique préservatif, ni le mauvais air des marais, ni la fatigue, ne m'ont incommodé.

Je vais quelquefois rendre visite à mes amis dans les villes voisines ; ils me procurent la connoissance des habiles gens qui s'y trouvent. Je m'entretiens avec eux d'architecture, de peinture, de sculpture, de mathématiques, d'agriculture. Ce sont des sciences pour lesquelles j'ai eu toute ma vie une inclination d'autant plus facile à contenter qu'elles sont fort en honneur dans mon siècle.

Je vois avec curiosité les ouvrages nouveaux ; je me fais un plaisir de revoir ceux que j'ai déjà vus, et j'apprends toujours quelque chose que je suis bien aise de savoir.

Je visite les édifices publics, les palais, les jardins, les antiquités, les places, les églises, les fortifications, n'oubliant aucun endroit où je puisse contenter ma curiosité ou acquérir quelque nouvelle connoissance.

Ce qui me charme le plus dans mes petits voyages, ce sont les diverses perspectives des lieux par où je passe. Les plaines, les montagnes, les ruisseaux, les châteaux, les villages, sont autant d'objets qui s'offrent à mes yeux ; tous ces différens points de vue m'enchantent.

Enfin, les plaisirs que je prends ne sont point rendus imparfaits par la foiblesse des organes. Je vois et j'entends aussi-bien que je l'aie jamais fait ; tous mes sens sont aussi libres et aussi complets qu'ils l'aient jamais été, particulièrement le goût qui devient meilleur, par le peu que je mange à présent, que je ne l'avois lorsque j'étois esclave des voluptés de la table.

Le changement de lit ne m'empêche point de dormir : je dors partout tranquillement ; et si je rêve, je ne fais que des songes agréables.

Voilà quelles sont les occupations et les plaisirs de ma vieillesse, qui est, Dieu merci, délivrée des troubles de l'ame et des infirmités du corps, dont sont accablés tant de pauvres vieillards catarrheux et caducs, et tant de jeunes gens qui font pitié.

S'il m'est permis de citer des bagatelles, en traitant un sujet comme celui-ci, je dirai qu'à l'âge de quatre-vingt-trois ans, la vie sobre m'a conservé assez de liberté d'esprit et assez de gaieté, pour composer une pièce de théâtre, qui, sans choquer les bonnes mœurs, est fort divertissante. La comédie est ordinairement un fruit du jeune âge, comme la tragédie en est un de la vieillesse ; celle-ci ayant plus de rapport par son sérieux à l'âge mûr, et l'autre étant, par son enjouement, plus conforme à l'adolescence. Si l'antiquité a donné tant de louanges et tant admiré un poète grec (Sophocle), pour avoir, à soixante-treize ans, composé une tragédie qui est un poème grave et sérieux, suis-je moins digne d'admiration, et doit-on me trouver moins heureux d'avoir composé une comédie, qui est une pièce réjouissante, ayant dix ans de plus que n'avoit cet auteur ? Je suis certain qu'avec les dix années qu'il avoit de moins, il n'étoit ni en meilleure santé, ni de meilleure humeur que moi.

Enfin, pour comble de bonheur, je me vois, pour ainsi dire, m'immortaliser et renaître par le grand nombre de mes descendans. Je n'en trouve pas seulement deux ou trois, quand je rentre le soir chez moi ; cela va jusqu'à onze petits-fils, dont l'aîné est âgé de dix-huit ans, et le plus jeune de deux, tous enfans d'un même père et d'une même mère, tous sains, tous bien faits et d'une belle espérance. Je m'amuse à badiner avec les cadets, les enfans depuis trois jusqu'à cinq ans étant ordinairement de petits bouffons assez divertissans. Ceux qui sont plus âgés me tiennent meilleure compagnie ; je les fais souvent chanter et jouer des instrumens, je me mêle quelquefois dans leurs concerts ; et j'ose dire que je chante et que je soutiens ma voix mieux que je n'ai jamais fait, quoique âgé de quatre-vingt-trois ans.

Cela s'appelle-t-il une vieillesse incommode et caduque, comme disent ceux qui prétendent qu'on ne vit plus qu'à demi après soixante-dix ans ? Ils me croiront, s'ils veulent ; mais, en vérité, je ne changerois pas d'âge et de vie contre la plus florissante jeunesse, qui ne refuse rien à ses sens, étant sûr qu'elle est sujette à une infinité de maux qui peuvent lui causer la mort.

Je me souviens de toutes les folies que je faisois dans ma jeunesse ; j'en connois parfaitement le danger et l'imprudence; je sais avec quelle rapidité les jeunes gens sont entraînés par leurs passions, et combien ils présument de leurs forces. Il semble qu'ils aient de bons garans de la durée de leur vie : ils s'exposent témérairement à la perdre, comme si elle leur étoit à charge ; ils donnent tête baissée dans tout ce que la concupiscence leur inspire ; il faut qu'ils se contentent à quelque prix que ce soit, sans s'apercevoir qu'ils grossissent continuellement un levain d'infirmités qui leur doit faire des jours malheureux, et avancer l'heure de leur mort.

De ces deux choses, l'une est cruelle, l'autre est horrible et insupportable à tous les hommes sensuels, particulièrement aux jeunes gens qui pensent avoir plus de droit à la vie que les autres, et aux libertins qui ne sont point assez aveuglés, pour se flatter que Dieu laissera le vice impuni.

Pour moi, grâce au Ciel, je suis exempt des justes frayeurs qui doivent les alarmer, lorsqu'ils sont capables de réflexion. En premier lieu, je suis assuré que je ne tomberai point malade, parce que j'ai soin de prévenir les infirmités par la diète. Secondement, l'âge qui m'approche de la mort, m'apprend à me résoudre sans peine à une chose inévitable, de laquelle jamais homme n'a pu se garantir. C'est une folie de craindre ce qu'on ne peut éviter ; mais j'espère, lorsque j'en serai là, que les mérites de Jésus-Christ ne me seront pas inutiles ; et cependant, si je conviens que je dois mourir, je ne laisse pas d'être persuadé que ce ne sera de long-temps, étant certain que cet anéantissement ne sauroit arriver que par la consommation de l'humide radical usé par la vieillesse.

La vie réglée que j'observe, ne laisse à la mort que cet unique moyen de me détruire. Les humeurs de mon corps ne peuvent me faire plus de mal que ne m'en firent les qualités élémentaires qui régnoient dans mon être lors de ma naissance. Je ne suis pas assez stupide pour ne pas comprendre qu'ayant eu un commencement, je dois avoir une fin ; mais puisqu'il faut mourir, la mort la moins terrible est sans doute celle qui arrive par la dissolution naturelle des parties qui nous composent.

La nature ayant elle-même formé les nœuds de notre vie, peut aussi les délier avec moins de peine, et sans attendre pour cet office les maladies qui les rompent avec violence, et qui ne peuvent nous arriver que par des causes étrangères ; puisque rien n'est plus contraire à la nature que ce qui contribue à nous détruire.

Lorsqu'on approche de sa fin, on sent peu à peu diminuer ses forces ; les organes et toutes les facultés s'affoiblissent. On ne sauroit plus marcher : on a de la peine à parler ; le jugement et la mémoire dégénèrent ; on devient aveugle, sourd, voûté ; enfin on voit que la machine s'use partout. Dieu merci, je ne suis pas encore en cet état : je dois me flatter au contraire que mon ame se trouve si bien dans mon corps, où elle ne rencontre que paix, union et concorde (malgré les qualités différentes des humeurs qui nous composent, et les diverses inclinations que produisent les sens), qu'elle ne voudra pas si tôt s'en séparer, et qu'il sera besoin de beaucoup de temps pour l'y résoudre.

Enfin, je suis assuré que j'ai encore plusieurs années à vivre en santé, et que je jouirai long-temps de la douceur d'être au monde, qui certainement est bien agréable lorsqu'on en sait profiter. J'espère d'en trouver encore plus dans l'autre vie, et j'aurai toutes ces obligations aux vertus du régime, auquel je dois la victoire que j'ai remportée sur mes passions. Il n'y a personne qui ne puisse espérer le même bonheur, s'il veut vivre comme j'ai vécu.

La vie sobre étant donc si heureuse, son nom si beau, sa possession si utile, il ne me reste plus, après tout ce que j'ai dit, que de conjurer tous les hommes, pour l'amour d'eux-mêmes, de mettre à profit ce trésor de vie qui, étant ici-bas le plus précieux de tous les biens, mérite qu'on le cherche quand on ne l'a pas, et qu'on le conserve quand on l'a.

Cette divine sobriété, toujours agréable à Dieu, toujours amie de la nature, est fille de la raison, sœur de toutes les vertus, compagne de la tempérance, toujours gaie, toujours modeste, toujours sage et réglée dans ses opérations. Elle est la racine de la vie, de la joie, de la santé, de l'industrie et de tout ce qui est digne de l'occupation d'un esprit bien fait. Elle a pour appui les lois naturelles et divines. Lorsqu'elle règne, la réplétion, le désordre, les mauvaises habitudes, les humeurs superflues, les indigestions, les douleurs, les fièvres, les appréhensions de la mort, ne mêlent point de dégoût, ni d'amertumes à nos plaisirs.

Sa félicité nous invite à l'acquérir, sa beauté nous y doit engager. Elle nous offre la durée de notre être mortel ; elle est la fidèle gardienne de la vie de l'homme riche ou pauvre, vieux ou jeune, de quelque sexe qu'il soit. Elle apprend au riche à ne point abuser de son opulence, au pauvre à souffrir patiemment les incommodités de la pauvreté, à l'homme la sagesse, à la femme la chasteté, aux vieillards le secret d'éloigner la mort, aux jeunes gens le moyen de jouir long-temps de la vie. Elle ôte la rouille des sens, rend le corps vigoureux, l'esprit net, l'ame belle et grande, la mémoire heureuse, les mouvemens libres, les actions justes. C'est par elle que l'esprit se dégage de

la matière, jouit d'une plus grande liberté, et que le sang coule doucement dans
les veines, sans rencontrer d'obstacle à sa
circulation. C'est par elle enfin que toutes
les puissances du corps et de l'ame s'en-
tretiennent dans une parfaite union, que
rien ne peut déconcerter que son contraire.

O sainte et salutaire sobriété ! puissant
secours de la nature ! nourrice de la vie !
véritable médecine du corps et de l'ame !
combien l'homme doit-il te donner de
louanges, et sentir de reconnoissance de
tes bienfaits, puisque tu lui fournis les
moyens de gagner le Ciel, et de conserver
sur la terre sa vie et sa santé !

Mais n'ayant pas dessein de faire un plus
long panégyrique de cette vertu, je finis,
et veux encore être sobre sur cette matière, non pas parce que j'en ai assez dit, mais
afin d'en dire une autre fois davantage.

SECOND DISCOURS.

Sur la manière de corriger un mauvais tempérament.

Plusieurs personnes dont la foible constitution a besoin d'un grand ménagement, s'étant bien trouvées de ce que j'ai écrit touchant la sobriété, l'expérience qu'elles ont faite de l'utilité de mes conseils, et la reconnoissance qu'elles en ont, m'encouragent à reprendre la plume, pour persuader ceux que les excès n'incommodent point, qu'ils ont tort de se confier en la force de leur tempérament.

Quelque bien constitués qu'ils soient, ils ne tiennent bon que jusqu'à un certain âge; ces gens-là ordinairement n'ont pas atteint soixante ans, qu'ils tombent tout-à-coup, et se sentent accablés de diverses maladies. Les uns deviennent goutteux, hydropiques, catarrheux; les autres sont sujets aux coliques, à la pierre, aux hémorroïdes, enfin à une infinité de maux qui ne leur arriveroient point, s'ils avoient eu la précaution de se conserver dans leur jeunesse. S'ils meurent infirmes à quatre-vingts ans, ils auroient vécu sains jusqu'à cent, et auroient fourni la carrière que la nature a ouverte à tous les hommes.

Il est croyable que cette mère commune souhaite que tous ses enfans vivent au moins un siècle entier; et puisque plusieurs ont été jusque là, pourquoi les autres ne seroient-ils pas en droit d'espérer le même avantage?

Je ne disconviens pas que nous ne soyons sujets aux influences des astres qui président à notre naissance. Leurs aspects bons ou mauvais affoiblissent ou fortifient les ressorts de notre vie; mais l'homme étant doué de jugement et de raison, doit réparer par une sage conduite le tort que lui fait son étoile : il peut prolonger ses jours par le moyen de la sobriété aussi long-temps que s'il étoit né fort, robuste et vigoureux. La prudence prévient et corrige la malignité des planètes : celles-ci nous donnent certaines inclinations; elles nous portent à certaines choses, mais elles ne nous y forcent pas; nous pouvons leur résister, et c'est en ce sens-là que le sage est au-dessus des astres (1).

Je suis né fort bilieux, et par conséquent fort prompt; je m'emportois autrefois pour le moindre sujet, je brusquois tout le monde, et j'étois si insupportable, que beaucoup d'honnêtes gens évitoient de me fréquenter. Je m'aperçus du tort que je me faisois; je connus que la colère est une véritable folie, qu'elle trouble notre jugement, qu'elle nous emporte hors de nous-mêmes, et que la seule différence entre un homme qu'elle possède et un fou furieux, est que celui-ci a perdu l'esprit pour tou-

(1) Tout le monde n'a pas l'avantage d'être astronome, pour comprendre l'influence des astres; et par conséquent, pour se mettre à la portée du commun des hommes, il faudroit tout simplement dire qu'en naissant, nous sommes doués d'un tel tempérament, plus ou moins heureux, ou plus ou moins fort, que nous pouvons dans la suite conserver ou détruire, fortifier ou affoiblir plus ou moins, selon que par le grand moyen de la sobriété nous sommes plus ou moins fidèles à suivre la droite raison et la pure sagesse qui font le vrai bonheur de l'homme, quant au corps et quant à l'ame, pour le temps et pour l'éternité.

jours, et que celui-là ne le perd que par intervalles. La vie sobre m'a guéri de cette frénésie ; par son secours, je suis devenu si modéré et tellement maître de cette passion, qu'on ne s'aperçoit plus qu'elle soit née avec moi.

On peut de même, avec la raison et la vie réglée, corriger un mauvais tempérament, et malgré la délicatesse de sa complexion, vivre long-temps en bonne santé. Je ne pouvois passer quarante ans, si j'avois suivi toujours mes inclinations ; cependant me voici dans ma quatre-vingt-sixième année. Si les longues et dangereuses maladies que j'ai eues dans ma jeunesse, n'avoient pas consumé beaucoup d'humide radical, dont la perte est irréparable, je serois assuré d'achever le siècle de ma vie ; mais si je ne m'en flatte pas tout-à-fait, je trouve que c'est toujours beaucoup d'avoir vécu quarante-six ans de plus que je ne devois espérer de vivre, et que dans ma vieillesse ma constitution soit encore si parfaite, que non-seulement mes dents, ma voix, ma mémoire et mon cœur, sont à présent ce qu'ils étoient dans les plus belles années de mon adolescence, mais encore mon jugement n'a rien perdu de sa netteté ni de sa force.

Je suis persuadé que cela vient de la diminution que je fais des alimens à mesure que je vieillis. L'expérience qui prouve que les enfans ont plus d'appétit, et ressentent plus souvent la faim que les hommes formés, nous doit faire comprendre que dans un âge avancé nous avons moins besoin de nourriture que dans le commencement de notre vie. Un homme extrêmement vieux ne sauroit presque plus manger, parce qu'il ne peut guère digérer ; peu de nourriture lui suffit, un jaune d'œuf le rassasie : je me réglerai sur cela à la fin de mes jours, espérant par cette conduite mourir sans violence et sans douleur, et ne doutant point que ceux qui m'imiteront, ne finissent par une mort aussi douce, puisque nous sommes tous d'une même espèce et composés les uns comme les autres.

Rien n'étant donc plus avantageux à l'homme sur la terre que d'y rester long-temps, il est obligé de conserver sa santé autant qu'il lui est possible, et c'est ce qu'il ne peut faire que par la sobriété. Il y a des gens, il est vrai, qui boivent et qui mangent beaucoup, et qui ne laissent pas de vivre un siècle ; leur exemple fait que d'autres se flattent d'aller aussi loin qu'eux, sans avoir besoin de se contraindre : ils ont tort, pour deux raisons. La première, c'est qu'entre mille, à peine s'en trouve-t-il un d'une si bonne constitution. La seconde, c'est qu'ordinairement la vie de ces gens-là se termine par des maladies qui les font beaucoup souffrir en mourant ; ce qui n'arrivera point à ceux qui se gouvernent comme je fais. On risque de ne pas atteindre cinquante ans, pour n'oser entreprendre une vie réglée, qui n'est point impossible, puisque je la pratique, et que bien des gens l'ont observée et l'observent actuellement ; et l'on est insensiblement homicide de soi-même, parce qu'on ne peut se mettre dans l'esprit, que malgré le faux attrait de la volupté, l'homme sage ne doit point trouver difficile l'exécution de ce que la raison lui conseille.

Elle nous dira, si nous l'écoutons, qu'un bon régime est nécessaire pour vivre long-

temps, et qu'il consiste en deux choses,
la qualité et la quantité : la qualité, à
ne point user d'alimens contraires à notre
estomac ; la quantité, à n'en pas prendre plus qu'il n'en faut pour une facile digestion.

Notre expérience doit nous régler sur
ces deux principes, lorsque nous sommes
parvenus à quarante, à cinquante ans, au
plus tard à soixante. Celui qui met en pratique la connoissance de ce qui lui est bon,
et qui continue une vie frugale, entretient
les humeurs dans un parfait tempérament,
et leur ôte toute occasion de s'altérer, quoiqu'il souffre le froid et le chaud, qu'il fatigue et qu'il veille, à moins que ce ne soit
par excès. Cela étant, n'est-on pas obligé
de vivre sobrement, et ne doit-on pas se
délivrer de l'appréhension de succomber
à la moindre intempérie de l'air et à la
moindre fatigue, qui nous rendent malades, pour peu que nous y ayons de disposition ?

Il est vrai que les hommes les plus sobres peuvent être incommodés quelquefois, lorsqu'ils sont contraints de s'écarter

de la règle qu'ils ont coutume d'observer ; mais enfin ils sont sûrs que leurs maux ne durent tout au plus que deux ou trois jours, encore ne peuvent-ils avoir de fièvre. La lassitude et l'épuisement sont aisément réparés par le repos et par la bonne nourriture ; l'inclémence des astres ne sauroit mettre en mouvement les humeurs malignes de ceux qui n'en n'ont point. Les maux que produisent les excès de la bouche ont une cause intérieure, et peuvent être dangereux ; mais ceux qui n'ont point d'autre origine que les influences du ciel, n'agissant qu'extérieurement, ne sauroient faire de grands désordres.

Il se trouve des gens de bonne chère qui soutiennent que tout ce qu'ils mangent les incommode si peu, qu'ils ne se sont point encore aperçus en quelle partie de leur corps est leur estomac ; et moi, je leur soutiens qu'ils ne parlent pas sincèrement, et que cela n'est pas naturel. Il est impossible que tout ce qui a l'être soit d'une composition si parfaite, que le froid, le chaud, le sec ou l'humide, n'y domine ; et les divers mets dont ils se servent, différens en qualité, ne peuvent leur être également propres. Ces gens-là ne sauroient disconvenir qu'ils sont quelquefois malades. S'ils n'ont pas d'indigestion sensible, ils ont des maux de tête, des insomnies, des fièvres, dont ils se guérissent en faisant diète, et en prenant des médecines qui les évacuent; ainsi il est certain que leurs maladies ne proviennent que de réplétion, ou de l'usage qu'ils font d'alimens contraires à leur estomac.

La plupart des vieilles gens s'excusent de la multitude et de la durée de leurs repas, en disant qu'il est nécessaire qu'ils mangent beaucoup pour entretenir leur chaleur naturelle, qui diminue à mesure que leur âge augmente, et que pour exciter l'appétit, il faut qu'ils cherchent des ragoûts, et qu'ils mangent tout ce qui leur vient en fantaisie ; que sans cette complaisance pour leur bouche, ils mourroient bientôt. Je leur répète encore que la nature, pour conserver le vieillard, l'a composé de manière qu'il peut vivre avec peu d'alimens, que son estomac n'en sauroit même digérer une grande quantité, et qu'il ne doit point craindre de mourir faute de manger, puisque lorsqu'il est malade, il est obligé d'avoir recours à la diète que les médecins lui ordonnent sur toutes choses ; qu'enfin, si ce remède a la vertu de nous retirer quelquefois des bras de la mort, on a tort de ne pas croire qu'en mangeant un peu plus qu'on ne fait quand on est malade, on ne puisse vivre long-temps sans le devenir.

D'autres aiment mieux être incommodés deux ou trois fois l'année de leur goutte, de leur sciatique et de leurs infirmités ordinaires, que de souffrir toujours la gêne et la mortification de ne pouvoir contenter leurs appétits, étant assurés que s'ils tombent malades, la diète sera pour eux une ressource infaillible qui les guérira. Qu'ils apprennent de moi qu'à mesure que leur âge avance, la chaleur naturelle diminue ; que la diète méprisée comme précaution et considérée comme médecine, ne sauroit avoir toujours la même vertu, ni la même force pour cuire les crudités, et réparer les désordres que cause la réplétion ; qu'enfin ils courent risque d'être les

dupes de leur espérance et de leur gourmandise.

D'autres disent qu'il vaut mieux, en faisant bonne chère, se donner du bon temps
et vivre quelques années de moins. Il n'est
pas surprenant que les fous méprisent la
vie : le monde ne fait pas une grande perte
quand ils en sortent ; mais c'en est une
considérable lorsque les gens sages, ver-
tueux et spirituels entrent dans le tombeau. Si l'un d'eux est cardinal, il peut
devenir pape en vieillissant ; s'il est considérable dans la république, il peut en devenir le chef ; s'il est savant, s'il excelle
en quelque art, il excellera encore davantage, il fera honneur à sa patrie, et sera
regardé avec admiration.

Il y en a d'autres qui se sentant vieillir,
quoique leur estomac devienne de jour en
jour moins capable d'une bonne digestion,
ne veulent pas pour cela diminuer leur
nourriture. Ils diminuent seulement le
nombre des séances qu'ils avoient accoutumé de faire à table, et parce qu'ils se
trouvent incommodés de deux ou trois repas par jour, ils croient conserver leur

santé, en n'en faisant qu'un, afin, disent-ils, que l'intervalle d'une réfection à l'autre facilite la digestion des alimens qu'ils auroient pris en deux fois. Ainsi dans cet unique repas ils mangent tant que leur estomac, surchargé de viandes, s'en trouve accablé, et en convertit le superflu en mauvaises humeurs, qui engendrent les maladies et la mort. Je n'ai jamais vu personne vivre long-temps par cette conduite. Ces gens-là vivroient assurément davantage, s'ils diminuoient la quantité de leur nourriture ordinaire, à mesure qu'ils avancent en âge, et s'ils mangeoient beaucoup moins et un peu plus souvent.

Quelques-uns pensent qu'effectivement la sobriété peut conserver la santé; mais qu'elle ne prolonge pas la vie; cependant on a vu des gens dans les siècles passés qui l'ont prolongée par ce moyen : on en voit encore aujourd'hui, et j'en suis un exemple; mais puisqu'on ne peut pas dire qu'elle abrége nos jours, comme font les infirmités causées par la réplétion, il ne faut pas beaucoup de sens commun pour comprendre que pour vivre long-temps,

il

il vaut mieux être sain que malade, et
que par conséquent la sobriété contribue
plus à la durée de la vie qu'une excessive
abondance d'alimens.

Quoi que puissent dire les voluptueux,
la sobriété est infiniment utile à l'homme :
il lui doit sa conservation, elle éloigne de
son esprit les tristes idées de la mort; c'est
par son moyen qu'il devient sage, et qu'il
parvient à un âge où la raison et l'expérience lui donnent des armes pour s'af-
franchir de la tyrannie des passions qui
exercent dans son cœur un cruel empire
pendant presque tout le cours de sa vie.
O sainte et bienfaisante sobriété ! que je
t'ai d'obligation de ce que je vois encore
la lumière du jour, qui a bien des charmes quand on suit tes maximes, et qu'on
observe constamment les lois que tu pres-
cris ! Lorsque je ne refusois rien à mes
sens, je ne goûtois pas des plaisirs aussi
purs que ceux dont je jouis à présent : ils
étoient si agités et si mêlés de peine, que
je trouvois dans la volupté plus d'amertume que de douceur.

O bienheureuse vie ! outre tous les biens

M

que tu procures au vieillard, tu conserves son estomac en un état si parfait, qu'il trouve plus de goût au pain sec, que les gens sensuels n'ent ont pour les morceaux les plus délicats et les mieux assaisonnés : l'appétit que tu nous donnes pour le pain est juste et raisonnable, puisque c'est la nourriture la plus propre à l'homme, quand elle est accompagnée du besoin et du désir de manger. La vie sobre n'est jamais sans ce désir. Ainsi mangeant peu, mon estomac a souvent besoin de cette manne que je goûte quelquefois avec tant de plaisir, que je croirois pécher contre la tempérance, si je ne savois pas qu'il faut manger pour vivre, et qu'on ne peut user d'une nourriture plus simple et plus naturelle.

Et toi, mère de tous les hommes ! nature, qui aimes si fort la conservation de notre être, que tu donnes au vieillard la facilité de vivre avec peu de nourriture, et qui lui fais comprendre que si, dans la vigueur de son jeune âge, il faisoit par jour deux repas, il doit les partager en quatre, afin que son estomac ait moins à digérer, je

ne puis trop admirer ta sagesse et ta pré-
voyance ! je suis tes conseils et m'en trouve
bien.

Les esprits ne sont plus suffoqués par les
alimens que je prends ; ils en sont seulement réparés et entretenus. Je me trouve
toujours dans une égale santé ; je suis toujours gai, et plus encore après le repas
qu'auparavant. J'ai coutume, en sortant
de table, d'étudier ou d'écrire ; et je n'ai
jamais remarqué que l'application, après
avoir mangé, m'ait incommodé : j'en suis
également capable en quelque temps que
ce soit, et ne me trouve jamais assoupi
comme bien des gens, parce que le peu
de nourriture que je prends n'est pas suffisant pour m'envoyer à la tête les fumées
de l'estomac, qui remplissent le cerveau
et le rendent incapable de ses fonctions.

Voici de quoi je me nourris : je mange
du pain, du potage, des œufs frais, du
veau, du chevreau, du mouton, des per-
drix, des poulets, des pigeons. Entre le
poisson de mer, je choisis la dorade, et
entre celui de rivière, le brochet. Tous
ces alimens sont propres aux vieillards ;

s'ils sont sages, ils doivent s'en contenter et n'en point chercher d'autres.

Le vieillard indigent qui n'a pas la commodité de les avoir tous, doit se contenter de pain, de potage et d'œufs. Il n'y a point d'homme, si pauvre qu'il soit, à qui ces alimens puissent manquer, si ce ne sont les gueux de profession, qui sont réduits à l'aumône, dont je ne prétends pas parler, parce que s'ils sont misérables dans leur vieillesse, c'est pour avoir été paresseux et fainéans dans leur jeune âge : ils sont plus heureux morts que vivans, et ne font qu'embarrasser le monde. Mais ce malheureux, qui n'a que du pain, du potage et des œufs, n'en doit pas prendre beaucoup à la fois, mais se régler si bien sur la quantité des alimens, qu'il ne puisse mourir que par pure dissolution et sans douleur ; car il ne faut pas s'imaginer qu'il n'y ait que les blessures qui fassent les morts violentes : les fièvres et tant d'autres maladies dont on expire dans le lit sont de ce nombre, étant causées par des humeurs que la nature ne combattroit pas, si elles étoient naturelles.

Quelle différence de la vie sobre à la vie déréglée ! celle-ci avance notre dernière heure ; l'autre l'éloigne, et nous fait jouir d'une parfaite santé. Combien la bonne chère m'a-t-elle enlevé de parens et d'amis, qui seroient encore au monde, s'ils m'avoient cru ! mais elle n'a pu m'anéantir, comme elle l'a fait de tant d'autres ; et parce que j'ai eu la force de résister à ses charmes, je respire et suis parvenu à une belle vieillesse.

Si je ne t'avois pas abandonnée, source infâme de corruption, je n'aurois pas le plaisir de voir onze petits-fils, tous sages et tous bien faits, ni celui de jouir des embellissemens que j'ai fait faire à mes maisons et à mes jardins. Il falloit du temps pour ces réparations, et j'en ai eu de reste. Et toi, cruelle gourmandise ! tu termines souvent les jours de tes esclaves, avant qu'ils aient achevé ce qu'ils ont commencé. Ils n'osent rien entreprendre de longue haleine ; s'ils sont assez heureux pour voir la fin de leurs travaux, ils n'en jouissent pas long-temps. Mais pour te faire connoître telle que tu es, c'est-à-dire, un mortel poison, le plus dangereux ennemi des hommes, et souhaitant que tous, tant qu'ils sont, conçoivent de l'horreur pour toi, je prétends que mes onze petits-fils te déclarent la guerre, et qu'imitant mon exemple, ils fassent voir à tout le genre humain l'abus de tes convoitises et l'utilité de la diète.

Je ne puis comprendre qu'une infinité de gens fort sages et fort raisonnables d'ailleurs, ne puissent se résoudre à modérer leur insatiable appétit à cinquante ou soixante ans, ou du moins lorsqu'ils commencent à ressentir les infirmités de la vieillesse. Ils pourroient s'en délivrer par la diète; et elles deviennent incurables, parce qu'ils ne l'observent pas. Je ne suis point si surpris que les jeunes gens aient de la peine à s'y résoudre : ils ne sont pas assez capables de réflexion, et leur jugement n'est pas encore assez solide pour résister aux charmes des sens; mais à cinquante ans on doit se gouverner par la raison, qui nous prouvera, si nous la consultons, que contenter sans règle ni mesure tous nos appétits, est le moyen de devenir infirmes et de mourir jeunes. Encore si le plaisir du goût duroit; mais à peine est-il commencé, qu'il passe et qu'il finit : plus on le prend, moins on y est sensible, et les maux qu'il nous procure se perpétuent jusqu'au tombeau. L'homme ne doit-il pas être assez satisfait, lorsqu'il est à table, d'être assuré que toutes les fois qu'il en sort, ce qu'il a mangé ne sauroit l'incommoder?

J'ai voulu ajouter un supplément à mon Traité; il est court et renferme d'autres raisons. Si j'en ai fait deux parties, c'est qu'on lit plus volontiers un petit ouvrage qu'un long. Je souhaite que beaucoup de gens aient la curiosité de voir l'un et l'autre, et qu'ils en fassent leur profit.

TROISIÈME DISCOURS.

LETTRE AU SEIGNEUR BARBARO,
PATRIARCHE D'AQUILÉE.

Moyens pour jouir d'une félicité parfaite dans un âge avancé.

Il faut avouer que l'esprit de l'homme est un des plus grands ouvrages de la Divinité, et que c'est le chef-d'œuvre de notre Créateur. N'est-ce pas une chose merveilleuse que de pouvoir, en s'écrivant, s'entretenir de loin avec ses amis ? et la nature n'est-elle pas admirable, de nous donner le moyen de nous voir avec les yeux de l'imagination, comme je vous vois à présent, Monseigneur ? C'est de cette manière que j'entrerai en conversation avec vous, et que je vous raconterai plusieurs choses agréables et utiles. Il est vrai que ce que je vous dirai n'est pas nouveau par rapport à la matière ; mais je ne vous l'ai jamais dit à quatre-vingt-onze ans.

Vous trouverez étonnant d'apprendre que ma santé et mes forces se soutiennent si bien, qu'au lieu de diminuer avec l'âge, elles semblent augmenter à mesure que je vieillis. Tous ceux qui me connoissent en sont surpris ; et moi, qui sais à quoi attribuer ce bonheur, j'en publie partout la cause : je fais mon possible pour prouver à tous les hommes qu'on peut jouir sur la terre d'une félicité parfaite après l'âge de quatre-vingts ans, et qu'on ne peut l'acquérir sans la continence et sans la sobriété, qui sont deux vertus chéries de Dieu, parce qu'elles sont ennemies des sens et favorables à notre conservation.

Je vous dirai donc, Monseigneur, que ces jours passés, quelques docteurs de notre université, tant médecins que philosophes, sont venus chez moi pour s'informer de la manière dont je me nourris ; ayant appris que je suis encore plein de vigueur et de santé ; que tous mes sens sont parfaits ; que ma mémoire, mon cœur, mon jugement, le ton de ma voix et mes dents sont comme dans mon jeune âge ; que j'écris de ma main sept ou huit heures par jour, et que je passe le reste de la journée à me promener à pied et à prendre tous les plaisirs permis à un honnête homme, jusqu'à la musique où je tiens ma partie. Ah ! Monseigneur, que vous trouveriez ma voix belle, si vous m'entendiez chanter les louanges de Dieu au son de ma lyre, comme un autre David ! Vous seriez surpris et charmé de l'harmonie de la voix qui sort de ma poitrine. Ces messieurs admirèrent particulièrement la facilité que j'ai d'écrire sur des matières qui demandent une extrême contention d'esprit, et qui loin de de me fatiguer, me divertissent. Vous ne devez pas douter que prenant aujourd'hui la plume pour avoir l'honneur de m'entretenir avec vous, le plaisir que je me fais d'une semblable occupation, ne soit encore plus sensible et plus grand pour moi, que ceux que je suis accoutumé de prendre.

Ces docteurs me dirent que je ne devois point être considéré comme un vieillard, puisque toutes mes œuvres et mes occupations étoient celles d'un jeune homme, et ne ressembloient nullement à celles des gens fort âgés, qui ne sont plus capables de rien après quatre-vingts ans, qui sont accablés d'infirmités et de maux, qui languissent et souffrent continuellement.

Que s'il s'en trouve de moins infirmes, leurs sens sont usés : la vue et l'ouïe leur manquent, les jambes et les mains leur tremblent, ils ne peuvent plus marcher ni rien faire ; et s'il y a quelqu'un d'exempt de ces disgrâces, sa mémoire diminue, son esprit baisse, son cœur s'affoiblit ; enfin, il ne jouit point de la vie aussi entièrement que je le fais. Ils furent beaucoup étonnés d'une particularité qui est en effet surprenante : c'est que, par une répugnance invincible, je ne puisse boire de quelque vin que ce puisse être pendant les mois de juillet et d'août de chaque année. Il m'est si fort contraire en ce temps-là, que je mourrois infailliblement si je m'efforçois d'en boire : car mon estomac, non plus que mon goût, ne le peuvent souffrir ; cependant le vin, étant le lait des vieillards, il semble que je ne puisse conserver ma vie sans cette substance. Mon estomac étant donc privé d'un secours si utile et si propre à entretenir sa chaleur, je ne puis manger que très-peu, et ce peu de nourriture me cause, vers la mi-août, une foiblesse que les consommés et les cordiaux ne soulagent point; cependant cette débilité n'est accompagnée d'aucune douleur, ni d'aucun accident fâcheux. Nos docteurs jugèrent que si le vin nouveau qui me rétablit parfaitement au commencement de septembre, n'étoit pas encore fait en ce temps-là, je ne pourrois éviter la mort. Ils ne furent pas moins surpris de ce qu'en trois ou quatre jours le vin nouveau me rendoit la vigueur que le vin vieux m'avoit ôtée; chose dont ils ont été les témoins ces jours-ci, m'ayant vu dans ces différens états, sans quoi ils n'auroient pu le croire.

Plusieurs médecins m'ont prédit, il y a plus de dix ans, qu'il me seroit impossible d'en passer deux ou trois avec cette fâcheuse répugnance; cependant je me suis trouvé encore moins foible, et me suis plus tôt rétabli cette année-ci que les précédentes. Cette espèce de prodige, et tant de grâces

grâces que je reçois de Dieu, les portè-
rent à me dire qu'en naissant j'en avois
apporté une spéciale et particulière de la
nature ou des astres; et pour établir leur
opinion, ils employèrent toute leur rhéto-
rique, et firent de savans discours.

Il faut avouer, Monseigneur, que l'éloquence a bien du pouvoir sur l'esprit humain, puisque souvent elle persuade que
ce qui est n'est point, et que ce qui n'est
pas peut exister. J'eus un sensible plaisir
à les entendre parler, et cela ne pouvoit
manquer, parce que ce sont de fort habiles gens; mais ce qui m'en causa bien davantage, fut la réflexion qui me vint, que
l'âge et l'expérience peuvent rendre un
homme plus savant que ne font les écoles.
En effet, ce sont deux moyens infaillibles
pour acquérir des lumières, et ce fut par
leur secours que je connus l'erreur de cette
opinion. Pour détromper ces messieurs et
les instruire, je leur répondis que leurs
argumens étoient faux; que la grâce que
je recevois n'étoit point spéciale, mais générale et universelle; qu'il n'y avoit personne sur la terre qui ne pût la recevoir

Sobriété. N

aussi-bien que moi; que je n'étois qu'un homme comme tous les autres; que nous avions tous, outre l'existence, le jugement, l'esprit, la raison; que nous naissions tous avec ces mêmes facultés de l'ame, parce que le Seigneur a voulu que nous eussions ces avantages sur les autres animaux qui n'ont rien de commun avec nous que l'usage des sens; qu'enfin le Créateur nous a donné cette raison et ce jugement pour conserver notre vie, en sorte que cette grâce nous vient immédiatement de Dieu, et non pas de la nature ni des astres; que l'homme, lorsqu'il est jeune, étant plus sensuel que raisonnable, donne tout à ses ses plaisirs; et que, lorsqu'il est parvenu à quarante ou cinquante ans, il doit savoir qu'il est à la moitié de sa vie, grâce à la bonté de son tempérament, qui l'a conduit jusque là; mais qu'étant arrivé à ce période, il descend vers la mort, dont les infirmités de la vieillesse sont les avant-coureurs; qu'elle est aussi différente de la jeunesse, que la vie réglée est opposée à la débauche; qu'ainsi il est nécessaire de changer sa manière de vivre, quand on

est plus jeune, particuliérement à l'égard
de la quantité et de la qualité des alimens,
parce que c'est de là que dépendent radi-
calement la santé et la durée de nos jours;
qu'enfin, si la première partie de la vie a
été toute sensuelle, la seconde doit être
raisonnable et réglée : l'ordre étant nécessaire à la conservation de toutes choses,
et principalement à la vie de l'homme,
comme on le connoît par les incommodités que causent les excès, et par la santé
de ceux qui observent un bon régime. Oui,
Monseigneur, il est impossible que ceux
qui veulent toujours satisfaire leur goût
et leur appétit, n'altèrent leur tempérament; et pour ne pas altérer le mien,
lorsque je fus parvenu à un âge mûr,
je me suis entièrement dévoué à la sobriété. Il est vrai que ce ne fut pas sans
peine que je pris cette résolution, et que
je renonçai à la bonne chère. Je commençai par prier Dieu de m'accorder la tempérance, et me mis fortement en tête,
que, quelque difficile que soit une chose
qu'on veut entreprendre, on en vient à
bout quand on s'opiniâtre à vaincre ce qui

s'oppose à son exécution. Ainsi je déracinai mes mauvaises habitudes et j'en contractai de bonnes; en sorte que je me suis accoutumé à une vie d'autant plus austère et frugale, que mon tempérament étoit devenu fort mauvais, lorsque je la commençai. Enfin, Monseigneur, lorsqu'ils eurent entendu mes raisons, ils furent obligés de s'y rendre. Le plus jeune d'entre eux me dit qu'il convenoit que cette grâce pouvoit être universelle pour tous les hommes; mais qu'elle étoit rarement efficace, et qu'il m'en avoit fallu une spéciale et victorieuse, pour surmonter les délices et l'habitude d'une vie aisée, et pour en embrasser une fort différente; qu'il ne trouvoit pas cela impossible, puisque je le pratiquois, mais que cela lui paroissoit extrêmement difficile. Je lui répondis qu'il n'est pas honnête d'abandonner une belle entreprise à cause des difficultés qui s'y rencontrent; que plus on y en trouve, plus il y a de gloire à acquérir; que le Créateur souhaite que chacun parvienne à une longue vie, à laquelle il a destiné l'homme, parce que dans sa vieil-

lesse il doit être délivré des fruits amers
que produisent les sens, et doit être rempli de ceux de la raison; en sorte qu'alors
il quitte les vices, il n'est plus esclave du
démon, et se trouve plus en état de faire
son salut; que Dieu, dont la bonté est in-
finie, a ordonné que celui qui achevera
son cours naturel, finisse sa vie sans mal
et par pure dissolution, qui est seulement
ce qu'on doit appeler une mort naturelle,
toutes les autres étant des morts violentes
qu'on se procure à soi-même par la réplétion et par les excès; qu'enfin, Dieu veut
que l'homme passe d'une mort si douce
et si paisible à une vie immortelle et glorieuse, comme celle à laquelle je m'at-
tends. J'espère mourir, lui dis-je, en chan-
tant les louanges de mon Créateur. La triste
réflexion qu'il faut un jour cesser de vivre,
ne me cause aucun chagrin, quoique je
comprenne aisément qu'à mon âge ce jour
fatal ne peut être guère éloigné, que je ne
suis né que pour mourir, et qu'une infinité d'hommes sont sortis de la vie plus
jeunes que moi. Je ne suis pas plus effrayé de la crainte de l'enfer, parce que

je suis chrétien, et que j'espère en la miséricorde et aux mérites du sang de Jésus-Christ; enfin je me flatte qu'une aussi belle vie que la mienne sera suivie d'une mort aussi heureuse. A cela le jeune homme ne me répliqua rien autre chose, si ce n'est qu'il étoit résolu de pratiquer la vie sobre, pour vivre et mourir aussi heureusement que je l'espérois; que, si jusqu'à présent il avoit souhaité d'être long-temps jeune, il désiroit d'être bientôt vieux, afin de jouir des plaisirs d'une si admirable vieillesse.

L'envie que j'avois de vous entretenir long-temps, Monseigneur, comme une personne avec qui je ne m'ennuie point, m'a engagé à vous faire une longue lettre, et m'engage encore à y ajouter un article avant de la finir.

Quelques gens sensuels disent que je me suis donné bien de la peine à composer mon Traité de la sobriété, et que j'ai perdu beaucoup de temps pour persuader aux hommes de suivre une chose presque impossible ; que mes conseils seront aussi inutiles que les lois que Platon voulut éta-

blir dans sa république, et dont l'exécution étoit si difficile, qu'il ne put jamais
obliger personne à les recevoir; qu'enfin
il en arrivera de même de ce que j'ai écrit
sur cette matière. Je trouve cette comparaison peu juste, puisque j'ai pratiqué ce
que j'enseigne beaucoup d'années avant
de l'avoir écrit; que je ne l'eusse pas écrit,
si je n'avois connu, par ma propre expérience, que cette pratique n'est pas impossible, qu'elle est même fort utile et fort
sage, et que c'est là le motif qui m'engage
à la publier. En effet, je suis cause que
plusieurs personnes l'observent, et s'en
trouvent bien ; en sorte que les lois de
Platon n'ont aucun rapport à mes conseils. Mais de telles gens qui ne refusent
rien à la volupté, n'ont garde de me donner leur approbation. Je ne laisse pas de
les plaindre, quoiqu'ils méritent par leurs
débauches d'être tourmentés sur leurs
vieux jours d'une infinité de maux , et
d'être pour une éternité les victimes de
leurs passions.

Je suis, etc.

QUATRIÈME DISCOURS.

De la naissance de l'homme et de sa mort.

Pour ne point manquer au devoir de charité auquel tous les hommes sont obligés les uns envers les autres, et pour ne pas perdre un moment du plaisir de jouir de la vie, je veux écrire encore et apprendre à ceux qui ne le savent pas, parce qu'ils ne me connoissent point, ce que savent et voient ceux qui me connoissent. Ce que je vais dire paroîtra impossible ou difficile à comprendre ; rien cependant n'est plus véritable : c'est un fait connu de bien des gens et digne de l'admiration de ma postérité. J'ai atteint ma quatre-vingt-quinzième année, et je me trouve sain, gaillard et aussi content que si je n'avois que vingt-cinq ans.

Ne serois-je pas bien ingrat, si je cessois de remercier la bonté divine de toutes les grâces qu'elle me fait ? À peine la plupart des autres vieillards sont-ils sexagénaires, qu'ils se trouvent accablés d'infirmités; ils sont tristes, malsains, continuellement remplis de l'affreuse pensée de la mort; ils tremblent jour et nuit de la crainte d'être à la veille d'entrer au tombeau; ils en sont si fort occupés, qu'il est difficile de les distraire quelques momens de cette funeste imagination. Grâces au Ciel, je suis exempt de leurs maux et de leurs terreurs; il me semble que je ne dois point m'abandonner si tôt à cette vaine crainte : je le ferai voir dans la suite de ce discours, et je ferai connoître la certitude que j'ai de vivre jusqu'à plus de cent ans; mais pour donner quelque ordre au sujet que je traite, je le commencerai par la naissance de l'homme, et le finirai par sa mort.

Je dis donc que certains corps naissent si mal composés, qu'ils ne vivent que peu de jours ou peu de mois. On ne sait si cela vient de la mauvaise disposition du père et de la mère, lors de la conception, ou par les influences des astres, ou par une foiblesse de la nature, qui est forcée à cette défaillance par quelque cause étrangère;

car il n'est pas vraisemblable qu'étant la mère commune de tous les hommes, elle soit capable de prédilection pour une partie de ses enfans et de cruauté envers les autres.

Ne pouvant savoir au juste d'où procède la brièveté de la vie, il est inutile d'en chercher la cause; il suffit que nous sachions qu'il y a des corps qui meurent presque avant de naître.

D'autres naissent bien formés et extrêmement sains, mais d'une complexion délicate; et parmi ceux-ci, il s'en trouve qui vivent jusqu'à dix ans, jusqu'à vingt, jusqu'à trente, jusqu'à quarante, sans pouvoir atteindre ce terme qu'on appelle la vieillesse. D'autres apportent en naissant une forte constitution et ils deviennent vieux; mais alors ils sont caducs et malsains, comme je l'ai déjà fait remarquer, et se procurent tous les maux qu'ils souffrent, parce qu'ils ont trop compté sur leur bon tempérament; ils ne veulent jamais changer leur manière de vivre; ils ne font aucune différence de leur vieillesse à leur jeunesse, comme s'ils devoient avoir à

quatre-vingts ans autant de vigueur qu'à
la fleur de leur âge. Ainsi ne corrigeant
jamais leur conduite, ils ne font point réflexion qu'ils sont vieux, que leur complexion s'affoiblit, que leur estomac perd
tous les jours quelque chose de sa chaleur,
et que par cette raison ils devroient donner plus d'attention aux qualités des alimens solides et liquides dont ils se nour-
rissent, aussi-bien qu'à la quantité qu'ils
en prennent. Ils croient que l'homme per-
dant ses forces en vieillissant, doit les réparer et les conserver par une grande abondance de nourriture : ils se figurent que
manger beaucoup c'est conserver leur vie,
ils se trompent ; car la chaleur naturelle
venant à s'affoiblir, on l'accable par trop
d'alimens, et la prudence veut qu'on pro-
portionne l'emploi qu'on lui donne à ses
facultés digestives. Il est certain que les
mauvaises humeurs ne proviennent que
des digestions imparfaites, et qu'on fait
peu de bon chyle, lorsqu'on met dans
son estomac de nouveaux alimens, avant
que ceux qu'on a pris dans le repas pré-
cédent soient entièrement précipités dans

les intestins. Je ne puis donc trop répéter que la chaleur naturelle commençant à s'affoiblir, il est nécessaire, pour se bien porter, de diminuer la quantité de ce qu'on boit et de ce qu'on mange chaque jour; la nature n'ayant besoin que de peu de chose pour soutenir la vie de l'homme et particulièrement celle du vieillard.

Cependant, au lieu d'en user de cette manière, la plupart des vieilles gens vivent toujours comme ils ont accoutumé de le faire. S'ils s'étoient réglés de bonne heure, ils parviendroient du moins à l'âge où je me vois, et jouiroient d'une aussi longue vie que la mienne, étant nés d'une bonne constitution. Je dis au moins, car ils pourroient aller jusqu'à cent vingt ans, comme ont fait beaucoup d'autres qui ont vécu sobrement, et que nous connoissons par nous-mêmes ou par tradition. Je suppose toujours qu'ils soient d'une aussi bonne complexion que ces gens-là. Si j'avois été aussi bien composé, je ne douterois pas de pousser la durée de mes jours jusqu'à cet âge; mais parce que j'ai apporté en naissant un tempérament délicat, je n'espère de vivre guère plus d'un siècle ; et tous ceux qui ne sont pas mieux composés que moi, pourroient, en vivant sobrement, comme je fais, fournir aisément la même carrière.

Rien ne paroît plus agréable que cette certitude de vivre long-temps, pendant que tout le reste des hommes, qui n'observent pas les lois de la sobriété, ne sont pas sûrs de voir le lendemain. Cette attente d'une longue vie est fondée sur des conséquences naturelles qui ne peuvent manquer. Il est impossible que celui qui pratique une vie sobre et réglée tombe malade, et qu'il ne meure d'une mort naturelle dans la vieillesse au temps que la nature lui a prescrit. Il ne peut mourir, dis-je, avant ce temps, parce que la vie sobre empêche la formation de tous les levains des maladies. Elles ne peuvent être engendrées sans quelque cause; s'il n'y en a point de mauvaise, il ne sauroit y avoir d'effet funeste, ni de mort violente.

On ne doit point douter que la vie réglée n'éloigne le triste moment de la mort, puisqu'elle a la propriété de tenir les humeurs dans un parfait tempérament; au contraire, on ne doit point douter que la gourmandise et l'ivrognerie ne les irritent, ne les altèrent, ne les brouillent et ne les mettent dans un mouvement qui cause les fluxions, les fièvres et presque tous les accidens qui nous conduisent au tombeau.

Cependant, quoique la sobriété qui nous préserve de mille maux, puisse réparer ce que les excès ont gâté, on ne doit pas croire qu'elle ait le pouvoir de rendre l'homme immortel. Il est impossible que le temps qui consume toutes choses, ne détruise le composé le plus parfait : ce qui a eu un commencement doit nécessairement avoir une fin; mais l'homme doit finir ses jours par une mort naturelle, c'est-à-dire sans aucune douleur, comme on me verra mourir, lorsque l'humide radical sera entièrement consumé.

Je crois posséder encore un principe de vie si complet, que je me flatte de n'être pas si tôt à la veille de mon dernier jour; et je juge que je ne me trompe pas, parce que je me porte bien, que je suis gai, que

je trouve du goût à tout ce que je mange,
que je dors tranquillement, qu'enfin tous
mes sens ne s'affoiblissent point. J'ai toujours l'imagination vive, la mémoire heureuse, le jugement solide, le cœur bon;
ma voix est plus harmonieuse qu'elle n'a
jamais été, quoique ce soit le premier des
organes qui s'affoiblisse; en sorte que je
chante mon office tous les matins sans me
fatiguer la poitrine, et plus aisément que
je n'aurois pu le faire dans ma jeunesse.

Toutes ces choses sont des marques infaillibles que j'ai encore beaucoup de temps
à vivre; mais que ma vie finisse quand il
plaira à Dieu, qu'elle sera glorieuse, ayant
été accompagnée de tout le bonheur dont
j'ai pu jouir sur la terre, depuis que l'âge
m'a délivré de l'esclavage des passions ! La
vieillesse sage et réglée les dompte, arra-
che leurs racines, empêche la production
de leurs fruits empoisonnés, et change en
bons sentimens tous les mauvais qu'on a
conçus dans le jeune âge.

N'étant plus attaché aux sens, je ne suis
point affligé par la réflexion que mon ame
doit être séparée de mon corps; je ne suis

plus agité d'inquiétude, tourmenté de désirs, chagrin de la privation de ce que je n'ai pas ; la mort de mes parens et de mes amis ne me cause point d'autre tristesse que celle d'un premier mouvement naturel qu'on ne peut empêcher, mais qui ne dure guère.

J'ai encore moins de sensibilité pour la perte des biens temporels, ce qui a surpris beaucoup de gens. Cela arrive seulement à ceux qui deviennent vieux par le moyen de la sobriété, et non pas à ceux qu'une forte complexion conduit à la vieillesse malgré les excès de la bouche. Ceux-là jouissent dès ce monde d'un paradis anticipé, pendant que ceux-ci ne peuvent goûter de plaisir sans une infinité de peines. Lequel d'entr'eux se trouveroit à mon âge, sans ressentir jamais rien qui causât la moindre incommodité ? Bonheur qui n'accompagne que très-rarement la plus florissante jeunesse. Il n'en est aucune qui ne soit sujette à mille tribulations, dont je suis tout-à-fait exempt ; moi, au contraire, je ressens mille plaisirs aussi purs que tranquilles.

Le premier est de rendre service à ma patrie. Que ce plaisir flatte innocemment ma vanité ! lorsque je fais réflexion que j'ai fourni à mes compatriotes des moyens utiles pour fortifier leur ville et leur port ; que ces ouvrages subsisteront après un grand nombre de siècles ; qu'ils contribue-ront à rendre Venise une république fa-meuse, une ville riche et incomparable, et serviront à lui perpétuer le beau titre de reine de la mer.

J'ai encore la satisfaction d'avoir donné à ses habitans le moyen d'avoir toujours abondamment toutes les choses nécessai-res à la vie, en défrichant des terres incul-tes, en saignant des marais, en abreu-vant et en engraissant des campagnes qui étoient stériles par l'aridité de leur terroir ; ce qui n'a pu être fait dans un pe-tit espace de temps.

Enfin, j'ai rendu la ville où je suis né plus forte, plus riche et plus belle qu'elle n'étoit ; j'ai rendu meilleur l'air qu'on y respire : tout cela me fait honneur, et rien ne m'empêche de jouir de la gloire qui m'est due.

La mauvaise fortune m'ayant ôté, dans ma jeunesse, des biens considérables, j'ai su réparer ces pertes par mon industrie; en sorte que sans avoir fait tort à personne, et sans autre fatigue que de donner des ordres, j'ai doublé mon revenu, et que je laisserai à mes petits-fils une fois plus de bien que je n'en ai eu de mon patrimoine.

Une satisfaction à laquelle je suis plus sensible qu'à toutes les autres, c'est que ce que j'ai écrit sur la sobriété, commence à être utile à quantité de personnes qui publient hautement l'obligation qu'elles m'ont de cet ouvrage. Plusieurs d'entre elles mon mandé, des pays étrangers, qu'après Dieu elles me sont redevables de la vie.

J'ai encore un plaisir, dont la privation me chagrineroit fort, c'est que j'écris et je trace de ma main tout ce qui m'est nécessaire pour mes bâtimens, et pour la conduite de mes affaires domestiques.

J'ai celui d'avoir de fréquentes conversations avec des gens savans, dont je tire tous les jours de nouvelles lumières; et, chose étonnante, à mon âge, j'ai une facilité merveilleuse pour apprendre et concevoir les choses les plus relevées et les plus difficiles.

Mais ce qui fait que je me considère comme un des hommes les plus heureux, c'est que je jouis en quelque manière de deux vies, l'une terrestre par rapport aux actions corporelles, et l'autre divine et céleste par les délices de l'esprit, qui ont bien des charmes quand ils sont fondés sur des sujets raisonnables, et sur une assurance morale des biens infinis que la bonté de Dieu nous prépare.

Je jouis donc parfaitement de cette vie mortelle, grâce à la sobriété, qui est infiniment agréable à Dieu, parce qu'elle est la protectrice des vertus et l'ennemie irréconciliable des vices; et je jouis par anticipation de la vie éternelle, en pensant si souvent au bonheur dont elle doit être accompagnée et suivie, que je ne songe presque plus à autre chose. J'envisage la mort comme un passage nécessaire pour arriver au Ciel, et je suis si charmé de la glorieuse élévation à laquelle je crois mon ame destinée, que je ne puis plus m'abaisser jusqu'aux bagatelles qui occupent la plupart des gens du monde. La privation des plaisirs auxquels je suis le plus sensible, ne me donne point d'inquiétude ; au contraire, leur perte m'inspire de la joie, parce qu'elle doit être le commencement d'une vie incomparablement plus heureuse.

Qui pourroit avoir de chagrin, s'il étoit à ma place ? Cependant il n'y a personne qui ne puisse espérer une semblable félicité, s'il veut vivre comme moi ; car enfin, je ne suis ni un saint, ni un ange ; je suis un homme et le serviteur d'un Dieu à qui la vie réglée est si agréable, qu'il récompense dès ce monde ceux qui la pratiquent.

Si tous ceux qui se retirent dans les monastères pour y mener une vie pénitente, une vie d'oraison, une vie contemplative, ajoutoient à toutes leurs vertus la prudence de diminuer eux-mêmes leur portion, ils auroient encore plus de mérite, et deviendroient plus vénérables.

Ils seroient considérés comme des saints par la longueur de leurs austérités, et seroient honorés comme ces antiques pa-

triarches et ces anciens ermites qui obser-
voient une continuelle sobriété, et en vivoient si long - temps. Ils obtiendroient
peut-être assez de grâces à six vingts ans,
pour faire des miracles qu'ils ne peuvent
opérer, faute d'une perfection à laquelle
ils n'ont pu atteindre avant ce temps - là ;
et outre cette prérogative, qui est une marque infaillible de prédestination , ils seroient toujours en bonne santé; ce qui se
trouve aussi rarement dans la vieillesse
des moines les plus pieux, que dans celle
de la plupart des sages mondains.

Plusieurs de ces bons religieux croient
que Dieu attache exprès des infirmités à
la vieillesse, pour tenir lieu de pénitence
des péchés commis dans le jeune âge.
C'est une erreur, à mon sens ; je ne puis
croire que Dieu, qui aime l'homme, se
plaise à le voir dans la souffrance. Nos
maux sont l'ouvrage du démon et du péché, et non pas celui d'un Dieu qui est
notre père et notre créateur : il désire que
l'homme soit heureux en ce monde et en
l'autre ; ses commandemens ne tendent
qu'à cela, et la tempérance ne seroit pas

une vertu, si les avantages qu'elle nous procure, en nous préservant des maladies, étoient opposés aux desseins de Dieu dans notre vieillesse. Enfin, si tous les vrais dévots étoient sobres, la chrétienté seroit remplie de saints, comme dans la primitive Église, et en auroit encore davantage, parce qu'il y a plus de chrétiens à présent qu'il n'y en avoit en ce temps-là. Combien de vénérables religieux édifieroient par leurs prédications et par leurs bons exemples ! Combien de grâces recevroient les pécheurs par leur intercession ! Combien de bénédictions seroient répandues sur la terre ! Ces bons moines, en suivant les maximes que je professe, ne devroient pas avoir peur de contrevenir à celles de leur institution. Il n'y en a point qui ne permette l'usage du pain, du vin et des œufs ; quelques-unes même permettent de manger de la viande : on y sert, outre ces choses, des légumes, des salades, des fruits, des gâteaux qui quelquefois sont des alimens nuisibles à certains estomacs ; parce qu'on leur présente ces mets au réfectoire, ils croiroient peut-être ne pas bien observer leur règle s'ils s'en abstenoient ; cependant ils feroient beaucoup mieux, si, à trente ans passés, ils quittoient cette nourriture, et se contentoient de pain et de vin, de potages et d'œufs qui sont les meilleurs alimens que puisse prendre un corps délicat. Cette nourriture seroit encore plus agréable que celle des anciens Pères du désert, qui ne buvoient que de l'eau pure, qui mangeoient seulement des fruits sauvages, des herbes et des racines crues, et qui ne laissoient pas de vivre long-temps sans infirmité. Nos anachorètes trouveroient ainsi le chemin du Ciel plus facile que ne le trouvoient ceux de la Thébaïde, et ne laisseroient pas de faire, par ce régime, une espèce de pénitence qui leur seroit méritoire.

Je finis en disant que la grande vieillesse pouvant être si utile et si agréable aux hommes, j'aurois manqué de charité si je n'avois pris soin de leur apprendre par quel moyen ils peuvent prolonger leurs jours. Je n'ai point eu d'autre motif, en écrivant sur cette matière, que celui de les engager à pratiquer toute leur vie une vertu qui les fera parvenir, comme moi, à une heureuse vieillesse, pendant laquelle je ne cesserai de m'écrier : « Vivez, vivez long-temps, afin de servir » Dieu, et de mériter la gloire qu'il pré- » pare à ses élus. » *Qui abstinens est, adjiciet vitam.* Eccli.

LETTRE

D'UNE RELIGIEUSE DE PADOUE,

PETITE-NIÈCE DE LOUIS CORNARO.

Louis Cornaro fut privé, par la mauvaise conduite de quelques-uns de ses parens, de la qualité de noble Vénitien qu'il possédoit, et qu'il méritoit par ses vertus et par sa naissance. Il ne fut pas banni de son pays : il étoit libre de demeurer à Venise, s'il eût voulu ; mais se voyant exclu de tous les emplois de la république, il préféra un autre séjour, et fit de Padoue le lieu de sa résidence.

Il se maria à Udine, ville de Frioul. Sa femme étoit de la famille de Spilemberg, et se nommoit Véronique. Elle fut long-temps stérile ; et comme il souhaitoit ardemment avoir des enfans, il ne négligea rien pour se procurer cette consolation. Enfin, après bien des vœux, des prières et des remèdes, son épouse devint grosse, et mit heureusement au monde une fille qui

O

fut nommée Claire, à cause de la dévotion qu'ils avoient l'un et l'autre à saint François.

Cette fille fut unique, et eut pour époux Jean Cornaro, fils de Fautin, de la famille de ce nom, que l'on distingue par le surnom de Cornaro dell' Episcopia. C'étoit une maison fort puissante avant la perte que fit la chrétienté, du royaume de Chypre, où cette famille avoit des biens considérables.

Claire eut onze enfans, huit garçons et trois filles. Ainsi Louis Cornaro eut le plaisir de se voir renaître, comme par miracle, dans un grand nombre de successeurs : car bien qu'il fût fort âgé lorsque Claire vint au monde, il ne laissa pas de la voir fort vieille, et de connoitre ses descendans jusqu'à la troisième génération.

Cornaro étoit homme d'esprit, de mérite et de courage. Il aima la gloire et fut naturellement libéral, sans pourtant être prodigue. Sa jeunesse fut infirme : il étoit fort bilieux et fort prompt ; mais lorsqu'il connut le tort que lui faisoient les vices de son tempérament, il résolut de les corriger. Il eut assez de pouvoir sur lui-même pour vaincre la colère et les emportemens auxquels il étoit sujet. Après cette glorieuse victoire, il devint si modéré, si doux, si affable, qu'il gagna l'estime et l'amitié de tous ceux qui le connoissoient.

Il fut extraordinairement sobre : il observa le régime dont il parle dans ses écrits, et se nourrit toujours avec tant de sagesse et de précaution, que sentant diminuer peu à peu la chaleur naturelle en vieillissant, il diminua aussi peu à peu la quantité de ses alimens, jusqu'à ne prendre à chaque repas qu'un jaune d'œuf, encore en faisoit-il deux repas sur la fin de sa vie.

Par ce moyen il se conserva sain et même vigoureux jusqu'à plus de cent ans. Son esprit ne diminua point; il n'eut jamais besoin de lunettes; il ne devint point sourd. Et ce qui n'est pas moins véritable que difficile à croire, sa voix se conserva si forte et si harmonieuse, que, sur la fin de ses jours, il chantoit avec autant de force et d'agrément qu'il faisoit à vingt ans.

Il avoit prévu qu'il iroit loin sans infirmité, et ne s'étoit pas trompé. Lorsqu'il sentit que sa dernière heure approchoit, il se disposa à quitter la vie avec la piété d'un chrétien et le courage d'un philosophe. Il fit son testament et mit ordre à ses affaires, après quoi il reçut les derniers sacremens, et attendit tranquillement la mort dans un fauteuil. Enfin on peut dire qu'étant en bonne santé, ne souffrant aucune douleur, ayant même l'esprit et l'œil fort gais, il lui survint un petit évanouissement qui lui tint lieu d'agonie, et lui fit pousser le dernier soupir. Il mourut à Padoue le 26 avril 1566, et fut mis en terre le 8 mai suivant.

Sa femme mourut quelques années après lui. Sa vie fut longue, et sa vieillesse aussi heureuse que celle de son époux. Il n'y eut que ses derniers jours qui ne furent pas tout-à-fait semblables; elle fut attaquée quelque temps avant sa mort d'une langueur qui la conduisit au tombeau. Elle rendit l'ame, une nuit, dans son lit, sans aucuns mouvemens convulsifs et avec une tranquillité si parfaite, qu'elle sortit de la vie sans qu'on s'en aperçût.

Voilà tout ce que je puis dire de ces centenaires, sur l'idée qui m'en reste pour en avoir ouï parler autrefois à feu mon père et à quelques amis de Louis Cornaro, qui, ayant vécu si long-temps d'une manière si extraordinaire, mérite de ne pas mourir si tôt dans la mémoire des hommes.

Voici des autorités tirées de l'Histoire de M. de Thou et des Dialogues de Cardau, sur les moyens de prolonger la santé, que l'on a traduits en français, et que l'on a cru devoir mettre ici pour servir de preuves de ce qui est contenu dans cet Ouvrage.

Extrait du trente - huitième livre des Histoires de M. le président de Thou, sur l'an 1566.

Louis Cornaro étoit un rare et mémorable exemple d'une longue vie; car il vécut plus de cent ans, sain de corps et d'esprit. Il étoit d'une des plus illustres maisons de Venise; mais enveloppé dans la disgrâce de quelques-uns de ses parens, il fut exclu des honneurs et de l'administration

de la république. Il épousa , à Udine ,
dans le Frioul, Véronique, de la maison
de Spilemberg ; et comme il avoit de
grands biens, il mit tout en usage pour
avoir des enfans. Enfin, par les vœux qu'il
fit et par l'aide des médecins, il surmonta la
froideur de sa femme qu'il aimoit uniquee-
ment , et qui étoit déjà avancée en âge.
Lorsqu'il s'y attendoit le moins, il en eut
une fille, qui fut mariée à Jean, fils de
Faulin Cornaro , de la riche maison de
Cornaro de Chypre, et en eut une grande
postérité ; car Jean eut de Claire (c'est le
nom de cette fille) huit garçons et trois
filles.

Au reste, Louis Cornaro corrigea, par sa
sobriété et par son régime de vie , les infirmités contractées par l'intempérance de sa
jeunesse, et modéra, par la force de sa raison, la facilité qu'il avoit à se mettre en colère ; de sorte qu'il fut dans sa vieillesse d'une
aussi bonne constitution de corps, et d'un
esprit aussi doux et aussi modéré, qu'il
avoit été infirme et prompt à se fâcher dans
la fleur de son âge. Il composa à ce sujet,
étant déja vieux , des livres dans lesquels

il parle du déréglement de sa première
vie, de sa réformation, et se flatte de vivre long-temps. En effet, il ne fut pas
trompé ; car il mourut sans douleur, d'une
mort douce, âgé de plus cent ans, à Padoue, où il avoit choisi son séjour. Sa
femme, qui n'étoit guère moins âgée que
lui, lui survécut, et mourut aussi quelque
temps après d'une mort paisible. Ils furent
l'un et l'autre enterrés dans l'église de Saint-
Antoine, sans aucune pompe, ainsi qu'ils
l'avoient ordonné par leur testament.

EXTRAIT DU DIALOGUE

DE CARDAU,

Entre un philosophe, un citoyen et un ermite, sur la manière de prolonger la vie et de conserver la santé.

PAROLES DE L'ERMITE.

COMME il se trouve dans les alimens solides, et même dans la boisson, plusieurs choses dignes de notre attention, savoir : leurs qualités naturelles et celles qu'ils acquièrent dans l'assaisonnement, l'ordre même et le temps dans lequel nous nous en servons, sans parler de la quantité de ces mêmes alimens et de celle de la boisson ; ce n'est pas sans raison qu'on s'est avisé de demander à laquelle de ces choses on doit avoir plus d'égard.

Quelques-uns se sont déclarés pour la quantité, soutenant qu'elle a en effet beaucoup plus de part que toute autre chose à la conservation de la santé et à l'entretien de la vie.

Le fameux Louis Cornaro, noble Vénitien, est de ce nombre. Il a traité cette matière à l'âge de quatre-vingts ans, jouissant encore d'une parfaite santé de corps et d'esprit. Ce vénérable vieillard fut attaqué, à l'âge de trente-six ans, d'une maladie si violente, qu'il en pensa mourir : il eut soin depuis ce temps-là de prendre une même quantité d'alimens à chaque repas ; et quoiqu'il n'ait pas été exempt d'une infinité de fatigues et de mauvaises affaires qui furent cause de la mort de son frère, l'exactitude de son régime le conserva toujours en santé avec une entière liberté d'esprit. A l'âge de soixante-dix ans, un carrosse, dans lequel il voyageoit, versa : il fut long-temps traîné, et fut blessé à une jambe, à un bras et en plusieurs endroits de la tête. Les médecins en désespérèrent, et voulurent employer beaucoup de remèdes. Il nous dit dans ses écrits, qu'assuré de l'égalité de ses humeurs, il ne désespéra point de sa vie ; qu'il rejeta tous les secours de la médecine, et qu'il fut bientôt guéri. Neuf ans après, ayant presque atteint l'âge de quatre-vingts ans, ses amis, et même quelques médecins, le prièrent d'ajouter deux onces de nourriture à ce qu'il prenoit ordinairement. Dix ou douze jours après, il tomba malade : les médecins en désespérèrent, et lui-même appréhenda beaucoup; cependant il recouvra la santé, mais avec assez de difficulté. Ce même auteur ajoute, qu'étant âgé de quatre-vingt-trois ans, il voyoit et entendoit parfaitement; que sa voix étoit encore belle ; qu'il chantoit quelquefois avec plusieurs petits-fils qu'il avoit ; qu'il alloit à cheval et marchoit assez bien à pied, et qu'à l'exemple d'un ancien, il composa une comédie qui eut de l'applaudissement. Ce sage vieillard a donc cru que l'exacte et petite quantité d'alimens contribuoit plus que toute autre chose à conserver la santé; car il ne parle point du choix des alimens. « J'avois coutume, dit-il, de prendre en » tout douze onces de nourriture solide, » y compris la viande et un jaune d'œuf, » et quatorze onces de boisson. » Il est fâcheux qu'il ne nous ait pas précisément marqué, s'il prenoit cette quantité une ou deux fois par jour ; cependant, comme il nous assure qu'il mangeoit très-peu, il semble que cela doive s'entendre d'une seule fois par jour.

Le célèbre jurisconsulte Panigarole, qui a vécu plus de soixante-dix ans, quoique d'un tempérament très-foible, ne prenoit jamais chaque jour que vingt-huit onces de nourriture ; ce qui revient à peu près au même.

J'ai connu encore fort particulièrement une personne qui ne prenoit tous les jours pour toute nourriture que trente-six onces pesant : il est vrai qu'environ tous les quinze jours elle se purgeoit avec de la casse, ou quelques autres drogues. Elle a vécu plus de quatre-vingt-dix ans ; et moi, qui vous parle, voyez quelle est ma santé, quoique je sois âgé de plus de cent ans.

Il semble donc que Cornaro ait voulu nous ôter la connoissance parfaite de son régime, et se contenter de nous apprendre qu'il en avoit trouvé un merveilleux, puisqu'il ne nous a point marqué s'il prenoit cette quantité une ou deux fois par jour, ni même s'il changoit d'alimens, et qu'il a parlé sur ce sujet d'une manière encore plus obscure qu'Hypocrate.

Cependant on doit conjecturer qu'il ne prenoit cette quantité de nourriture qu'une fois par jour, et qu'il y apportoit quelque variété, puisque, s'il en prenoit quelquefois davantage, il régloit ce qui excédoit sur le poids d'un raisin ou d'une figue.

Il y a encore lieu de s'étonner que sa boisson excédât ses alimens solides, d'autant plus que ce qu'il mangeoit n'étoit pas également nourrissant, puisqu'il usoit de jaunes d'œufs ou de viande. En vérité, il me paroît plutôt parler en philosophe qu'en médecin.

Si Cardau avoit lu et bien retenu les quatre Traités de la sobriété que nous rapportons, il auroit fait parler son ermite d'une manière plus précise sur les écrits de Cornaro, et il en auroit lui-même jugé bien plus sainement.

MOYENS SURS

ET FACILES

De remédier promptement aux différens accidens qui menacent la vie, et à une foule d'incommodités dont on est journellement attaqué.

Abeilles. Lorsqu'on a été piqué d'une abeille, il faut commencer par retirer l'aiguillon de l'insecte, bassiner la plaie avec de l'eau simple, tremper un linge dans une décoction tiède de fleur de sureau, dans laquelle on aura délayé un peu de thériaque, ou aussitôt après avoir retiré l'aiguillon, on préviendra la douleur et l'enflure, en se frottant avec de l'huile.

Aigreurs d'estomac. Il faut avaler le matin et le soir, pendant plusieurs jours, un bol fait avec un demi-gros de la poudre d'écrevisse, composée d'un scrupule

Sobriété. P

de corail rouge préparé, et une suffisante quantité de sirop de corail. Rien n'est meilleur encore que la magnésie blanche ou la poudre de Santinelli, à la dose d'une demi-once, dans un verre d'une légère infusion de mélisse.

Alimens tombés dans la trachée-artère. S'il est tombé dans ce canal quelque aliment, il survient dans le moment une toux violente, accompagnée d'une douleur aiguë, et l'on peut périr dans cet état si l'on n'est promptement secouru. Les secours dans ce cas consistent à frapper fréquemment sur l'épine du dos, et à promener la barbe d'une plume dans la gorge, pour provoquer le vomissement, et à faire éternuer, en soufflant fortement dans les narines du tabac ou du poivre blanc.

Aphtes, ou petits ulcères qui viennent à la bouche. Lorsqu'ils excitent de la douleur, il faut les bassiner souvent avec le lait dans lequel on aura fait bouillir des figues grasses, ou avec une décoction d'herbes émollientes, comme la mauve et la guimauve. Quand la douleur sera diminuée, on les bassinera avec une décoction d'aigre-moine, mêlée d'un peu de miel rosat.

Araignée. Quand on en a été mordu, il faut laver la partie mordue avec l'alcali volatil de corne de cerf, ou avec de l'eau de luce, et avaler le soir un demi-gros de thériaque. Si l'on a avalé une araignée, ou si l'on a bu quelque liqueur dans laquelle cet insecte est tombé, il faut prendre deux grains d'émétique dans un verre d'eau tiède ; et après l'effet de l'émétique, on avalera huit gouttes d'eau de luce dans un setier d'eau tiède.

Ardeur d'urine. Il faut éviter les alimens liquides et solides qui sont âcres et échauffans, et faire usage d'une boisson rafraîchissante, dans laquelle on aura fait bouillir de la graine de lin.

Arsenic. Pour arrêter l'action d'un poison si terrible, faites prendre promptement et en très-grande quantité, à celui qui est empoisonné, des torrens d'eau tiède ou du lait, ensuite de l'huile d'amandes douces par très-grandes cuillerées et souvent réitérées ; donnez plusieurs lavemens à l'eau de graines de lin ; tâchez d'exciter le vomissement du malade, en lui mettant les doigts dans la bouche ; ensuite il sera nécessaire que le malade ne prenne que du lait pour toute nourriture pendant six semaines. Si la gorge et la bouche restent enflammées, on fera un gargarisme de miel rosat et de sirop de limon. Il faudra néanmoins consulter quelques personnes de l'art, pour parvenir aux moyens que certaines circonstances exigeront, tels que la saignée si le pouls est fort, etc.

Blessures. Voyez les articles, brûlures, coupures, écorchures, morsures, piqûres, plaies.

Bourdonnement des oreilles. Pour faire cesser ce bourdonnement, introduisez dans l'oreille un coton imbibé d'huile d'amandes amères, ou d'huile de lis, ou d'eau-de-vie, coupée avec de l'eau commune ; *il suffit* quelquefois d'exposer l'oreille à la vapeur de l'eau un peu chaude.

Boutons. Quand les femmes ont un bouton au visage, elles y appliquent dessus une mouche, et alors on ne peut point voir le bouton. Pour le faire disparoître plus tôt, il suffit de le frotter, le matin, avec de la salive, avant d'avoir pris aucun aliment; cependant, lorsqu'il est mûr, on peut couper le sommet avec des ciseaux, afin de procurer l'issue de la matière purulente, et hâter le dessèchement. Pour arrêter le bouton dans sa naissance, il suffit d'appliquer dessus une croute de pain grillée et le plus chaudement possible. Mais si les boutons sont multipliés, ils ne sont dus alors qu'au défaut de la lymphe, et il faut avoir recours aux procédés du lait.

Brûlure. Lorsqu'elle est considérable, on battra un blanc d'œuf avec deux cuillerées d'huile; on appliquera ce mélange sur la brûlure. Nous n'indiquons que ce remède, parce qu'il a l'avantage de pouvoir être préparé partout : ses succès multipliés ôtent tout doute sur sa bonté.

Champignons. Il est très-important de savoir distinguer les bons champignons des mauvais : les premiers sont d'une moyenne grosseur, à peu près comme celle d'une noix. Ils sont charnus, pesans, blancs en dessus, rougeâtres en dessous; ils ont une consistance ferme, cassante, mœlleuse en dedans : mais ceux qui ont les qualités contraires ont l'odeur désagréable ; leur pulpe intérieure devient livide lorsqu'elle est frappée par l'air. Pour savoir si les champignons sont bons à manger, mettez-les cuire avec un ognon blanc : si l'ognon reste blanc, les champignons sont bons ; s'il devient noir, les champignons sont mauvais, et il faut les jeter (On peut faire la même épreuve sur les moules). Ceux qui ont mangé des champignons vénéneux ressentent des douleurs vives d'estomac, ils ont un vomissement difficile et douloureux, avec une soif inextinguible, des douleurs d'entrailles, des tranchées cruelles, un grand mal de tête, le visage allumé, le ventre enflé, les digestions abondantes, le pouls gros et plein, ensuite serré, suivi de sueurs froides ; des foiblesses, des convulsions sont ordinairement les symptômes précurseurs de la mort : il n'y a pas de temps à perdre, il faut faire vomir abondamment avec une chopine d'eau tiède, dans laquelle on aura jeté six grains d'émétique. On donnera ensuite plusieurs lavemens à l'eau simple,

on fera boire largement de l'eau tiède,
dans laquelle on aura délayé du sirop de
limon, ou même mieux, du sirop de vinaigre, jusqu'à agréable acidité. Si les
symptômes sont menaçans, on fera prendre l'esprit de sel marin, à la dose de huit
à dix gouttes dans un verre d'eau tiède, et
l'on réitérera cette dose deux fois: on frottera ensuite le ventre avec de l'huile d'a-
mandes douces; on y appliquera des cataplasmes émolliens, faits avec de la mie de
pain et du lait. C'est une méthode très-loua-
ble, avant d'employer les champignons,
de les faire bouillir dans une première eau
avec une certaine quantité de vinaigre.

Chenille. Cet insecte cause une petite
érésipèle à la peau, sur laquelle il a ram-
pé; il suffit de la bassiner avec une décoction de fleur de sureau.

Chien enragé. Le chien menacé de la
rage est abattu, il ne mange point, il ne
boit point; il est comme aveugle, et va se
heurter contre la muraille; il a la queue
entre les jambes, et ne reconnoît point son
maître; il n'aboie plus, et court après les
autres animaux, mais sans les mordre, et

une humeur jaunâtre sort de sa gueule en petite quantité; et enfin il entre en furie par la présence de quelques liquides. Lorsqu'on est mordu par quelque animal que l'on soupçonne être enragé, le symptôme le plus sûr est l'hydrophobie ou l'horreur de l'eau. Les précautions consistent à scarifier la partie mordue, à se faire saigner du bas, à prendre des bains pendant plusieurs jours, à se faire des frictions avec le mercure sur les extrémités inférieures jusqu'à exciter la salivation, à boire quelques liqueurs aigrelettes, et à observer un régime humectant et relâchant. Quoiqu'on tienne la conduite que nous prescrivons, on ne doit pas négliger d'appeler promptement quelques personnes de l'art, pour diriger l'administration des premiers remèdes.

Chute. Lorsqu'on a fait une chute considérable, suivie d'engourdissement ou de perte de connoissance, ou d'hémorragie, il faut commencer par saigner, et éviter d'agiter et de secouer le malade : ensuite on fera des fomentations sur la partie affligée avec des linges ou flanelles trempés dans de l'eau mêlée de vin chaud. Quand les grands accidens auront cessé, on prendra pour boisson une légère infusion de vulnéraire suisse.

Chute de la luette. Lorsque la luette est tombée, on la fait remonter en la touchant avec du poivre, qu'on porte jusqu'à elle, sur le manche d'une cuiller à bouche, ou en soufflant dessus, avec un chalumeau, de la graine d'anet pulvérisé. Si ces remèdes étoient insuffisans, prenez un scrupule de noix de galle, autant d'alun, autant de poivre, pulvérisés et mêlés avec un blanc d'œuf; ensuite trois ou quatre fois par jour vous tremperez dans ce mélange le bout d'un petit bâton garni de linge, et vous en toucherez la luette : elle ne tardera pas à reprendre sa situation naturelle.

Clou. Lorsque les douleurs sont vives, il est nécessaire de faire une saignée, sinon on se contentera d'observer un certain régime, de n'user d'aucune nourriture liquide ou solide qui soit capable d'échauffer. On appliquera sur le mal un cataplasme de lait, de mie de pain et de jaune d'œuf; ensuite pour amener la supuration, on appliquera un onguent fait avec l'oseille cuite dans du saindoux ; la supuration établie, on ouvrira la tumeur pour en faire sortir le bourbillon ; on pansera l'ulcère avec le baume d'arcéus, auquel on mêlera l'huile de millepertuis.

Colique. Lorsqu'on est attaqué d'une colique, quelle qu'en soit la cause, pour arrêter les progrès du mal, on fera boire une grande quantité d'eau tiède ; on administrera des lavemens avec une forte décoction de graine de lin ; on mettra des serviettes chaudes sur le ventre, et on appliquera des cataplasmes émolliens. Nous donnons comme remède certain et éprouvé cette recette : prenez deux cueillerées de bonne huile, autant d'eau-de-vie, un casson de sucre ; faites fondre et délayer le tout que vous avalerez. La douleur cesse quelques instans après.

Contusion. Lorsqu'elle est considérable, enveloppez la partie meurtrie avec un linge trempé dans du vinaigre et de l'eau tiède ; changez ce linge toutes les trois heures le premier jour ; prenez pour potion une infusion faite avec des vulnéraires; ajoutez une once de grande consoude.

Corps arrêtés entre la bouche et l'estomac. Quand un corps étranger est un peu avancé dans la bouche, on peut le retirer avec les doigts. Pour opérer facilement, on place le malade sur un fauteuil, la tête penchée; on lui met entre les dents molaires un morceau de liége pour tenir la bouche ouverte, et avec la main gauche on appuie sur la langue le manche d'une cuiller, tandis qu'on introduit la droite au fond du gosier. Si le corps est trop avancé, il est salutaire d'exciter le vomissement par quatre grains d'émétique dans un verre d'eau tiède; les efforts que le malade fera en vomissant, suffiront pour le chasser. Si le corps engagé dans l'ésophage, est de nature à pouvoir tomber dans l'estomac sans risque, comme les alimens, après avoir placé le malade comme nous avons dit, avec un poireau ou une bougie huilée et un peu échauffée on le poussera pour le faire tomber.

Cors aux pieds. Le moyen le plus sûr est de les tremper souvent dans l'eau tiède, de les amollir, et en couper la superficie avec un canif, et éviter surtout de les faire saigner. On appliquera, après cette opération, une feuille de pourpier, de lierre ou de joubarbe trempée dans du vinaigre (cette dernière est préférable) : il faut outre cela frotter le corps chaque matin avec une de ces feuilles écrasée. On ne peut trop recommander de ne jamais faire usage de ces remèdes qui se vendent dans les rues.

Coup. Voyez le mot *Chute.*

Coup de sang. Le coup de sang est cette apoplexie foudroyante, qui tue dans la minute; cependant le mal peut être moins violent, et il faut essayer de conserver la vie au malade avec la plus grande célérité. On lui découvrira la tête, on desserrera le col et les vêtemens, on lui liera fortement les cuisses sous le jarret; on le placera au milieu d'un air frais, de façon qu'il ait les pieds pendans; on lui soufflera du tabac dans les narines, et on lui fera respirer les liqueurs les plus spiritueuses; on s'efforcera de ranimer la nature, en lui faisant éprouver quelques douleurs. On lui donnera un lavement avec quatre onces de vin émétique trouble, il sera bon de tirer quelques gouttes de sang, en lui faisant une légère incision, en usant de précaution.

Coup de soleil. Les signes qui le caractérisent sont un violent mal de tête, les yeux rouges et secs, la peau chaude et aride, une grosse fièvre, des étourdissemens et un assoupissement. Il faut faire une saignée au pied, mettre les jambes dans l'eau tiède, prendre plusieurs lavemens émolliens, beaucoup se rafraîchir et mettre sur la tête des serviettes trempées dans l'eau froide. Une feuille de papier sur le chapeau, brise avantageusement les rayons du soleil.

Coupure. Il faut la laisser saigner quelques instans, ne jamais mettre dessus du tabac ou autre corps âcre; il suffit, pour opérer la guérison, de mettre dessus un morceau de toile cirée, qu'il sera facile de faire en plongeant un morceau de linge dans un mélange de cire blanche, fondue avec un peu d'huile, qu'on laisse un peu sécher.

Dartres farineuses. Pour vous guérir, observez un régime rafraîchissant pendant huit jours; et prenez la tisane suivante : faites bouillir une once et demie de racine de patience sauvage, mondée et coupée par morceaux, dans trois chopines d'eau que vous réduirez à une pinte; faites infuser deux gros de réglisse effilée; passez et ajoutez deux gros de sel de glober, buvez-en quatre verres tièdes par jour; après le temps indiqué, il faudra se purger dès le commencement, et frotter la dartre avec une décoction de fleurs de guimauve. Il faut observer de ne rien appliquer qui soit astringent, et se méfier de tous les gens à secret, qui promettent prompte guérison. Voyez, pour cette maladie, le Traité de la douce-amère de M. Carrière, qui se trouve chez Cailleau.

Echardes. Il faut les retirer sur-le-champ, tenir la partie dans un bain d'eau tiède, et appliquer dessus un morceau de taffetas d'Angleterre. Si le corps est trop enfoncé, il faut faire une légère incision, afin de donner issue; et pour éviter l'inflammation, il est nécessaire d'exposer l'objet malade à la vapeur de l'eau chaude, et d'appliquer dessus un cataplasme émollient ; pour hâter la supuration, on applique l'onguent de la mère : l'abcès formé, on l'ouvre avec un bistouri ; le corps étranger sort, et on panse la plaie avec la charpie chargée de baume d'arcéus et d'un peu d'huile de millepertuis.

Echauboulures. Il faut faire usage de bouillons rafraîchissans, se purger ensuite avec deux onces de manne, une once d'électuaire lénitif, deux gros de sel d'epsum dans un verre de décoction de chicorée sauvage. On lavera les pustules avec de l'eau de surreau ; mais si elles étoient considérables, il est bon d'avoir recours à la saignée avant de commencer.

Ecorchures. On se guérira facilement en appliquant sur l'endroit un linge couvert d'huile, ou d'un peu d'onguent populeum.

Engelures. Les moyens les plus efficaces pour les détruire, sont de se laver les pieds ou les mains dans de l'eau très-froide ou près de se glacer ; mais si ce moyen étoit trop actif, on les trempera dans une décoction résolutive tiède, faite avec de la pelure de raves, à laquelle on ajoutera un seizième de vinaigre ; si les engelures sont ouvertes, on appliquera un quart d'huile de rose, mêlée avec du blanc-rasis.

Enrouement. Pour le faire passer ou cesser, il ne faut que respirer par la bouche la vapeur de l'eau tiède ou du lait chaud, et se gargariser.

Envies. Il faut avoir soin de les couper avec des ciseaux et de ne jamais les arracher ; il pourroit en resulter un panaris. Si une envie arrachée donnoit lieu à une légère inflammation, on la fera cesser, en exposant le doigt à la vapeur de l'eau bouillante.

Esquinancie. Une cuillerée de poivre blanc moulu, autant de sucre rapé et une quantité suffisante d'eau-de-vie, pour délayer ces deux substances : on fait un peu chauffer le tout en remuant ; et après l'avoir mis entre deux linges, on l'applique sur le cou : on renouvelle ce topique jusqu'à la guérison, qui est très-prompte, sans même faire usage des saignées.

Evanouissement. Lorsqu'une personne

s'évanouit, il faut relâcher ses vêtemens, et lui jeter des gouttes d'eau froide sur le visage ; on lui soufflera dans les narines de la fumée de tabac. Si ces moyens étoient inutiles, on secoueroit le malade, et on l'irriteroit par des impressions douloureuses.

Foulures et entorses. Dans le moment de l'accident, plongez la partie dans l'eau froide, et laissez-l'y quelques instans. Ce remède est inutile quand il n'est pas fait sur-le-champ. Appliquez sur la partie une compresse trempée dans de l'eau et du vinaigre. Il ne faudra faire aucun mouvement avec la partie foulée qu'on aura soin de tenir enveloppée.

Gersures. Pour les guérir, il faut se laver avec du vin chaud, et appliquer dessus du miel rosat.

Hâles. Espèces de taches qui surviennent à la peau, causées par la chaleur du soleil ; on les fait disparoître en se lavant avec le savon d'Alicante dissout dans l'eau, ou en se frottant avec l'esprit de citron, ou avec la pâte d'amandes amères.

Hoquet. Boire une cuillerée de vinaigre. Lorsqu'il est violent, il suffit d'exciter l'éternuement avec le tabac ; s'il devenoit plus fort, il faudroit avaler quelques gouttes d'huile de canelle.

Indigestion. Les personnes qui en sont attaquées, doivent boire abondamment du thé léger et bien chaud, prendre coup sur coup plusieurs lavemens ; et si le vomissement ne vient pas, le provoquer en avalant quatre grains d'émétique dans un grand verre d'eau tiède, et boire encore beaucoup par-dessus ; il faut avoir soin de ne rien prendre qui échauffe : faute qui arrive très-souvent, et qui peut avoir des suites funestes.

Langue chargée. Ceux qui ont la langue chargée, doivent observer un peu de diète, et prendre des bouillons de chicorée sauvage ; il est bon chaque jour de se rincer la bouche avec un mélange d'eau et d'eau-de-vie.

Lassitude et inquiétude. On guérit l'une et l'autre, quand elles ne proviennent d'aucun travail forcé, en buvant beaucoup de petit lait, en se faisant faire des frictions sur tout le corps avec des lin-

ges chauds, observant de ne vivre que d'a-
limens doux et humectans.

Mal de dents. Quand une dent est ca-
riée, il faut l'arracher ; mais pour calmer
la douleur qu'elle cause, on trempera un
peu de coton dans l'essence de girofle, que
l'on introduira dans le trou que la carie a
produit. On appliquera sur la tempe un
emplâtre composé de farine, de blanc-
d'œuf, d'eau-de-vie et de mastic.

Médecines ordinaires. Faites une décoction avec les feuilles de chicorée sauvage ; ensuite prenez deux gros de follicule
de séné, deux gros de sel de glober, un
demi-gros de rhubarbe concassée : versez
par-dessus un verre de la décoction toute
bouillante, et laissez infuser quelques mi-
nutes ; coulez l'infusion, délayez-y deux
onces de manne, et passez-la.

Autre. Faites fondre deux onces de
manne dans un verre d'une décoction de
chicorée sauvage ; passez-la, et délayez-y
ensuite une once de catholicon double et
d'électuaire lénitif.

Migraine ou mal de tête. Pour en modérer les douleurs, on appliquera sur le

front et sur les tempes un linge trempé dans le suc de feuilles de lierre mêlé d'un peu d'huile rosat.

Noyé. Lorsque la personne noyée est retirée de l'eau, il faut à l'instant la déshabiller, la bien essuyer, et la tenir très-chaudement en l'enveloppant, soit dans des couvertures ou des vêtemens, ou dans un lit bien chaud.

On lui soufflera, par le moyen d'une cannule, ou autre instrument, de l'air chaud dans la bouche en lui fermant les narines.

On lui introduira de la fumée de tabac dans le fondement, en se servant de deux pipes, dont le tuyau de l'une sera introduit avec précaution dans le fondement, les deux fourneaux de pipe appuyés l'un sur l'autre, et quelqu'un soufflera la fumée par le moyen de la seconde pipe : on peut employer avec succès les lavemens de tabac.

On agitera le corps de la personne, en observant de ne la pas laisser long-temps sur le dos. On lui chatouillera le dedans du nez et la bouche avec une petite plume. On lui soufflera dans le nez un peu de tabac. On frottera cette personne un peu rudement par tout le corps avec de la flanelle. Si elle donne quelque signe de vie, on lui donnera peu à peu de l'eau tiède ; si cette eau passe, on lui donnera de demi-heure en demi-heure une demi cuillerée d'eau-de-vie camphrée, animée d'un peu de sel ammoniac.

On mettra en usage tous les secours ci-dessus pour les noyés, sans avoir égard au temps qu'ils ont été sous l'eau. Tous les signes de mort dans ce cas ne sont point certains. Il faut employer ce secours avec persévérance : ce n'est quelquefois qu'après quatre à cinq heures qu'on a la satisfaction d'en voir l'efficacité.

Orillons (les) sont des tumeurs qui attaquent les deux grosses glandes, situées entre l'oreille et la machoire ; il suffit, pour les dissiper, de se tenir la tête bien couverte, de boire une légère infusion de mélisse, de prendre quelques lavemens et de se priver de tous les alimens visqueux ; il faut éviter de donner de la bouillie aux enfans.

Orties. Les piqûres d'orties font naître des ampoules et une démangeaison insupportable ; il ne faut point se gratter, mais bassiner avec du lait tiède, mêlé à une forte décoction de cerfeuil, la partie offensée : au défaut, se servir de vinaigre mêlé d'un peu d'eau.

Panaris ou mal d'aventure. Il commence par une douleur sourde, que l'on ressent à l'extrémité des doigts, avec un battement léger qui augmente, et qui est ensuite accompagné d'une grande chaleur et d'une douleur vive : le malade ne goûte aucun repos ni jour ni nuit. Lorsqu'on se craint menacé, il faut exposer le doigt pendant le plus de temps possible à la vapeur de l'eau bouillante, ou le tremper dans une eau mêlée d'eau-de-vie, un peu plus que chaude. On arrête souvent ainsi le mal dans son principe ; mais s'il augmente, il faut hâter la supuration, en tenant le doigt enveloppé d'un cataplasme de mie de pain et de lait, ou d'un linge couvert d'onguent de la mère. Lorsqu'on sentira un moment de fluctuation, pour procurer l'ouverture, on appliquera un emplâtre de diachilon gommé. Il est important de ne pas laisser séjourner l'hu-

meur : alors on fera une légère incision,
lorsqu'on soupçonnera que le pus sera formé ; ce qui est indiqué par la blancheur de
la peau. Lorsque l'ouverture est faite, on
laisse sortir le pus, ensuite on remplit la
plaie avec de la charpie chargée de baume
d'arcéus, mêlé d'un peu d'huile de millepertuis : on lève cet appareil tous les jours,
et on en remet un nouveau ; il faut observer un régime rafraîchissant.

Plaie ou Contusion. Le miel guérit en
peu de temps toutes sortes de plaies et de
contusion. On l'étend sur un linge plié en
quatre, et on l'applique sur la blessure,
qu'il ne faut laver ni avec de l'eau ni avec
du vin. Au bout de quatre à cinq heures,
on lève l'emplâtre et on en met un autre
semblable, qu'on lève à pareille distance.
On continue, s'il est nécessaire : la plaie se
referme dans vingt-quatre heures au moins.

Puanteur de la bouche. Pour la corriger, il faut se gargariser la bouche tous les
matins avec des eaux spiritueuses, comme
l'eau des Carmes, la lavande mêlée d'eau
commune ; se la nettoyer avec de la poudre
très-fine de myrrhe et une autre de roma-

rin mêlées ensemble, et se la rincer avec de l'eau de fleur d'orange ; on remplit les dents cariées avec du coton imbibé d'essence de cannelle ou de girofle, ou avec une petite boule de cire, dans laquelle on aura mis un grain d'ambre et de musc.

Rhume de cerveau. On fera usage pour boisson d'une légère eau d'orge, on fera bouillir dans l'eau des graines de nielle, et on exposera les narines plusieurs fois le jour à la vapeur de cette décoction : on peut encore jeter sur des charbons ardens du sucre en poudre.

Saignement de nez. On l'arrête en se lavant les narines avec de l'eau très-froide, et en y introduisant un peu de charpie trempée dans de l'eau et du vinaigre ; mettez aussi sous la langue un petit morceau de papier imbibé d'eau fraîche.

Somnambule. Pour guérir un somnambule, il faut que quelqu'un de confiance se glisse à son insçu dans sa chambre à coucher, s'y cache armé de verges, et l'attaque au sortir de son lit, lorsqu'il se prépare à ouvrir les portes ou fenêtres, et le réveille en le fouettant. Ce moyen ne doit

être

être employé que lorsque le somnambule ne peut être en danger ; il seroit nuisible de le réveiller en pareil cas, et l'on doit respecter son sommeil.

Autre moyen. Il consiste à placer à côté du lit, à l'insçu du somnambule, un vaisseau rempli d'eau froide ; de façon qu'il ne puisse sortir de sa couche sans le renverser sur lui. Les personnes sujettes au somnambulisme doivent manger peu le soir, ne se livrer après souper à aucun travail d'esprit, et ne se coucher que lorsque la digestion est faite.

Sueur des pieds. Il seroit dangereux de la faire cesser ; mais on peut la détourner en portant des chaussons de toile cirée.

Taches de rousseur. Prenez un fiel de chèvre : mêlez-le avec de la farine de pois jusqu'à consistance de bouillie; appliquez-en soir et matin sur les taches ; de plus, lavez-vous tous les matins, trois heures après l'application de ce remède, avec de l'eau, dans laquelle vous aurez fait bouillir de l'eau de froment.

Taches de la petite vérole. Prenez telle quantité de limaçons que vous voudrez, avec leurs coquilles, et pilez-les avec partie égale de sucre candi; frottez soir et matin les parties attaquées.

Taie. La taie est une tache de l'œil qui attaque la cornée : il suffit de laisser tomber sur l'œil quelques gouttes de sucre de mourron, fermer les paupières, et les assujettir avec une compresse et des bandes.

Verrues. On se gardera bien de les arracher : il faut les lier avec de la soie, que vous serrerez par degrés. Mêlez à deux tiers d'eau un tiers d'eau forte, ensuite coupez avec des ciseaux la superficie de la verrue, entourez-la de cire, plongez la pointe d'une épingle dans ce mélange, et laissez tomber la gouttelette sur la verrue; répétez cette opération. Ce remède doit être fait avec précaution ; mais le moyen suivant est plus sûr : prenez des feuilles de campanule, broyez-les, frottez-en les verrues, et réitérez souvent cette opération.

Verdes ou vert-de-gris. Voyez le mot arsenic.

Vipère. Le véritable remède contre la morsure de ce reptile, est l'eau de luce : il faut en faire avaler six gouttes dans un verre d'eau, en même temps en donner à respirer, et en bassiner la plaie avec une quantité de vin, dans lequel on aura mis de cette liqueur. A chaque demi-heure, on fait prendre par la bouche la même dose jusqu'à ce que le mal paroisse se ralentir : alors on diminue l'usage de la potion, et on cesse de bassiner la plaie. On ne peut trop recommander de porter toujours avec soi, surtout à la campagne, un flacon d'eau de luce, pour, en cas d'événement, se garantir des suites funestes qui résulteroient, si l'on étoit éloigné de ce secours.

Vue trouble. Faites usage de la poudre suivante : prenez une once d'emphroise séchée, deux gros de semence de fenouil, un gros de macis et autant de noix muscade; du sucre candi, une once; mêlez le tout ensemble pour quatre doses que vous prendrez soir ou matin dans un verre de vin blanc.

Vue foible. Prenez une infusion de fraise en guise de thé, et étuvez les yeux soir et matin avec le vin d'aunée, ou de l'eau distillée d'ormin.

Nous ne saurions trop recommander d'être attentif à n'employer pour les yeux aucun remède âcre, spiritueux ou caustique, tels que l'eau-de-vie, l'esprit de vin, etc., parce qu'il n'y a point de parties plus délicates, et dont la conservation soit plus utile à la vie.

Approbation de M. Burlet de l'académie royale des sciences, et médecin de la faculté de Paris, du 18 mars 1698.

LES Traités de Lessius et de Cornaro sur la vie sobre et ses avantages, sont deux petits ouvrages des plus excellens en ce genre. On y trouve de beaux préceptes de régime de vie, fondés sur la raison et sur l'expérience, pour la conservation de la santé jusqu'à une extrême vieillesse. La tempérance, cette vertu si chrétienne, y est peinte avec des traits capables d'en inspirer l'amour à tous ceux qui ne sont point dominés par leurs sens.

FIN.

TABLE DES CHAPITRES

CONTENUS DANS CE VOLUME.

Q 3

TRAITÉ SUR LA VIE SOBRE,

PAR CORNARO.

PIÈCES DIVERSES.

MOYENS SURS ET FACILES

FIN DE LA TABLE.